JN003027

今日から使える

リハビリテーションのための
統計学 第2版

高橋 仁美　加賀谷 斉　編

医歯薬出版株式会社

編著者一覧

◆ 編　集 ◆

高橋 仁美

加賀谷 斉

◆ 執　筆 ◆（執筆順）

加賀谷 斉	藤田医科大学医学部リハビリテーション医学Ⅰ講座教授
高橋 仁美	福島県立医科大学保健科学部理学療法学科教授，同大学医学部 医学科リハビリテーション医学講座教授
川越 厚良	市立秋田総合病院リハビリテーション科
大倉 和貴	秋田大学医学部附属病院リハビリテーション部
柴田 和幸	市立秋田総合病院リハビリテーション科
岩倉 正浩	市立秋田総合病院リハビリテーション科

◆ 編集協力・コラム執筆 ◆

髙見 彰淑	弘前大学大学院保健学研究科総合リハビリテーション科学領域准教授

This book was originally published in Japanese
under the title of：

RIHABIRITESHON NO TAMENO TOUKEIGAKU
（Statistics Guidebook for the Rehabilitation Staff）

TAKAHASHI, Hitomi
　Professor, Department of Physical Therapy, Fukushima Medical University
　School of Health Science

KAGAYA, Hitoshi
　Professor, Department of Rehabilitation Medicine I, School of Medicine,
　Fujita Health University

© 2013 1st ed., 2021 2nd ed.

ISHIYAKU PUBLISHERS, INC.
　7-10, Honkomagome 1 chome, Bunkyo-ku,
　Tokyo 113-8612, Japan

第2版の序文

　統計は苦手だ，さっぱりわからないというPT，OT，STなどのリハビリテーションスタッフ（リハスタッフ）は多いようだ．確かに統計は難しい学問と言える．実際，統計に苦手意識のあるリハスタッフは，学会発表などのために，自分たちで得たデータを数量的に，そして科学的に検証しなければならないと思って，統計ソフトを駆使して解析に取り組もうとしても，何をどこから手をつけてよいのかも分からず途方に暮れ，あるいは果敢にデータ処理を行ったとしても，その解析方法が正しいのかどうか不安を残すことも多いと思われる．このように研究を行う意欲はあっても，実際に統計学的分析をしようとしてもその手法にはいろいろな種類があり，どれを用いたらよいのか悩んでしまうことが多々あるようだ．

　本書はこのような統計を不得意としている人にとって味方になってくれる一冊である．データの種類（集めたデータのその種類によって用いる統計手法が異なる），代表値と広がり（データが代表値を基準にしてどのように分散しているか），データは正規分布しているか・分散は等しいか，によってパラメトリックなのかノンパラメトリックなのかなど，統計を用いる際に考慮すべき基本的なことが理解でき，そして実際に適切な統計処理ができるように構成されている．本改訂版においても数式の使用は必要最低限に止め，「どのようなデータには，どの統計手法をどのように用いるか」の解説に重点を置いている．特に第3章の解析の実際はバージョンアップさせ，初学者に限らず，既に学会発表などを経験している方にとってもすぐに役立つ内容となっている．

　初版では『初心者のための実践的手引き』というサブタイトルを付けていたのだが，第2版ではこのサブタイトルはあえて割愛した．初版は，PT，OTを中心に養成校の教科書として採用されるなど，初学者のテキストとして役立てていただいたのだが，，その一方で，既に統計を実際に活用しているリハスタッフの皆様に広く活用していただいている事実があったからである．本書が初版以上により多くの方々に利用していただくことで，リハビリテーションの科学性に少しでも貢献できるのであれば，編者らの望外の幸せとするところである．

　最後にもう一言，実際に統計解析を行う際には，まずはデータが必要なことは言うまでもない．そして，そのデータをどのように解析するかということになるが，ここで一つだけ注意しておきたいことがある．データを集める前に，この統計解析を行うことでどんなことをしたいのか，といった解析の目的を大切にしてもらいたいということある．その目的を達成

するために適切なデータを採取して，そして最もふさわしい解析方法を選ぶということが大切である．

　今回の改訂版でも，初版同様に医歯薬出版編集部には本当に多大なるご協力をいただいた．心から感謝を申し上げる．

2021年3月

高橋　仁美

加賀谷　斉

初版の序文

　本書の企画は，2001年から3年間，高橋晄正を講師に呼んで，「医療統計研究会in田沢湖」という勉強会を開いたことがきっかけとなっている．本書の編著者は，田沢湖にあるロッジで晄正から統計学を学んだことを基にして，いずれは分かり易い本にまとめることができればと考えていた．

　高橋晄正と言っても知らない人も多いと思うので，少し紹介させていただく．晄正は秋田県仙北郡西木村（現仙北市）生まれで，1941年に東京帝国大学医学部を卒業し，物療内科に入局した．入局当時のことを振り返って，「医学がその経験の伝承に終わり，"科学"でないことに驚き，がっかりした」と話していたのを思い出す．学生時代に学んだ医学への期待が幻滅に変わっていく過程は彼の著書『新しい医学への道』でも述べられている．それから彼は，医学に"科学"を持ち込みたいと考え，物療内科で増山元三郎から推計学を紹介され，統計学や推計学を学び，「計量診断学」の体系を作り上げていった．

　晄正はある研究会の席上で「二重目かくし試験のもとでの対象試験」の採用を強く主張したという．しかし，「半分の患者にニセグスリを飲ませるとは非人道も甚だしい」として二重目かくし試験の不採用になったそうだ．彼は，これは結論を使って証明するようなもので，「使った，治った，効いた」といういわば古典的な「三た論法」ではないか，このような手法でどうやって真の薬効を知りえるのだろうかと嘆いたという．さて，リハビリテーション領域での科学性はどうであろうか．いわゆるこの「三た論法」のレベルから脱却していないとは言わないが，今後，臨床における経験の確かさをしっかりと検証し，さらに客観的な技術体系へと整備していくことは，ますます要求されていくものと考える．

　本書は，日々臨床で行っている療法の有効性を客観的に検証できるよう，リハビリテーションの分野で多く使われる統計に焦点をあてている．また，学生など統計学をこれから学ぼうとする初学者に対しても，解析方法の選び方や使い方までを理解できるようにも工夫した．さらに，学会発表や学術論文として投稿にも十分通用するよう配慮した．特に学術論文の投稿に当たっては，信頼性のある統計処理ソフトを使用しないと採用されないということもあるため，1章と3章の解析の実際では，学術論文の提出の際の定番である統計ソフトSPSS®を使用して処理した内容で記載している．

　今回，編集部の戸田氏には本当に多大なるご協力をいただいた．心から感謝を申し上げる．本書がリハビリテーションの科学性に少しでも貢献できるのであれば，われわれの望外

の幸せである．読者からのご批評をいただきながら，今後さらに成長させていきたいと考えている．

　最後に，高橋晄正は『電気治療―その理論と実際』という本を1962年に医歯薬出版から世に送っている．後にこの本は『物理療法の実際』として体系化されたが，これらの本は，日本にリハビリテーションが誕生するころに教科書としても使われた．本書の編著のひとりである高橋は，高橋晄正の墓守をしているが，同じ医歯薬出版から，今回リハビリテーションのための統計の本を出版できることに非常に深い感慨を受け，晄正の墓前で報告させていただいたことを付け加えさせていただく．

　2013年1月

高橋　仁美

加賀谷　斉

SPSS® はInternational Business Machines Corporation（IBM）による統計解析ソフトウェアの登録商標です．

目　　次

第1章　知っておきたい統計の基礎　　　　　　　　　　　　　　　（加賀谷　斉）

第2章　解析方法のフローチャート　　　　　　　（高橋　仁美）

第3章　解析の実際

第4章　疫学・EBM理解のためのキーワード　　　　（高橋　仁美）

コラム一覧

効果量，検定力，サンプルサイズについて　　15

Wilcoxon符号付順位検定と符号検定　　19

統計ソフトは何を使うべきか？　　21

等分散の検定　　24

対応について　　28

分散分析と多重比較検定の関係　　29

一見して分割表にみえる例　　32

回帰直線の式（回帰式）$y = ax + b$ から　　34

多重比較検定の種類について　　58

交互作用について　　59

χ^2検定とFisherの直接確率　　63

交絡因子について　　67

適合度検定　　71

相関分析におけるP値　　73

オッズ比とリスク比　　77

多変量解析での多重共線性，独立変数の項目数について　　78

級内相関係数ICCと繰り返す測定回数について　　79

臨床的に意味のある変化量　　80

第1章

知っておきたい統計の基礎

統計の専門家ではない多くの臨床家にとって，統計は好きではないが避けては通れないという面があります．第1章は専門家以外でも知っておきたい統計の話です．

基本事項

1 母集団と標本

　ある調査対象の集合全体を**母集団**といいます．母集団を全部調べればその性質を知ることは可能ですが，母集団が極めて小さい場合を除くと，ほとんどの場合全部調べることは不可能です．そのため，母集団に属する一部分（**標本**）を抽出して調べ，母集団の性質を推定します（**図1**）．その推定に用いられるのが統計学です．当然のことですが，標本は母集団を十分代表できるようなものが望ましく，標本に偏りがあれば，そこから導き出される結論にも偏りが出やすくなります．例えば，日本人の好きなスポーツを調査するときの母集団は日本人ですが，標本としてある特定のスポーツ選手を選んだ場合には日本人全体の代表としては不適当と思われます．

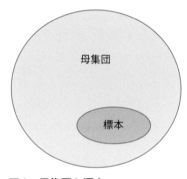

母集団

標本

図1　母集団と標本

2 P値

　統計を行うと必ず**P値**という言葉に出くわします．Pはprobability（確率）の略ですから，P値は確率そのものであり，例えば$P = 0.023$とはある事象の生じる確率が2.3%であることを意味します．Pは必ず0から1までの間の数値をとります．

> **ワンポイント**
> 論文では略語は必ず初出のときに正式名称を説明するというルールがあるが，Pは例外的に説明なしで使ってよいことになっている．

3 P値の表記法

　以前は$P < 0.05$や$P < 0.01$という表記がよく使われていました．これは正確なP値の計算が困難であった時代の名残です．現在はパソコンや統計ソフトの普及により正確なP値

を計算することが可能になったので，P値をそのまま表記することが一般的です．通常は$P=0.087$のように小数点以下3桁まで書きます．ただし，0.001未満の場合には$P<0.001$と表記します．また，pと小文字で表記されることも多いのですが，Pでもpでも構いません．ただし，国際基準ではイタリックの大文字Pで表記することになっています．

> **ワンポイント**
>
> 論文ではP値をそのまま表記するべきであるが，学会発表のスライドでは$P<0.05$や$P<0.01$を使ってもよい．これは短時間しか映されないスライドではその方がわかりやすいからである．

4　帰無仮説

統計は少しひねくれています．**有意差**があることを証明したいときに，まず有意差がないという仮説を立てます．有意差がないというのは，すべてが偶然により生じたと考えることです．そして，とても偶然とは思えないことが生じたときに，やはりこれは偶然ではなく，仮説が間違いであった，つまり実は有意差があったんだ，という論法を取ります．このときに立てる仮説は無に帰することを期待するので，**帰無仮説**と呼びます．P値が小さいことは，帰無仮説の生じる確率が小さいことを示し，確率が小さいことが起きてしまった原因として帰無仮説が正しくなかったからと考えるわけです．

5　有意水準

それでは，どのくらいP値が小さいときに帰無仮説が間違いであったといってよいのでしょうか．統計を行うときには予め，これ以上小さい確率の事象が生じたときには帰無仮説を間違いと考える水準を決めておきます．これを**有意水準**といいます．P値が同じでも有意水準を変えれば有意差があるかどうかは変わります．例えば$P=0.032$の場合，有意水準5％では有意差あり（$0.032<0.05$）ですが，有意水準1％では有意差なし（$0.032>0.01$）です．通常は有意水準を5％（$P=0.05$）に設定します．有意水準5％とは20回に1回生じる事象は偶然ではないと考えることです．なぜ，5％にするかについては実は明確な根拠はありません．学生に対して，コインを振ったときに何回連続同じ面が出たらコインがいかさまであると思うかについてのアンケートを行った結果を**図2**に示します．6回前後でいかさまと判断する学生が多いようです．コインを2回振ったときには（表，表），（表，裏），（裏，表），（裏，裏）の4通りの組み合わせがありますから，同じ面が出るのは（表，表），（裏，裏）の2通りです．したがって同じ面が出る確率は$P=\dfrac{2}{4}=0.5$になります．3回連続同じ面が出る確率は$P=\dfrac{2}{8}=0.25$です．同様に，4回連続は$P=\dfrac{2}{16}=0.125$，5回連続は$P=\dfrac{2}{32}=0.0625$，6回連続同じ面が出る確率は$P=\dfrac{2}{64}=0.03125<0.05$となり，6回連続同じ面が出る確率は5％未満になります．ですから，有意水準5％というのは人間の感覚に比較的近いかもしれません．

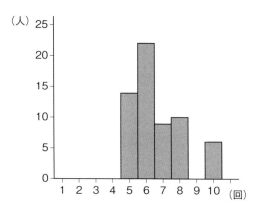

図2　いかさまコイン
コインを振ったときに何回同じ面が出たらいかさまと思
うかについてのアンケート結果

> **ワンポイント**
>
> 　有意水準が5%未満などという表現をよくみるが，有意水準には以下や未満という言葉は
> つかない．「有意水準5%」と書くか，「$P<0.05$を有意差ありとした」などと表記する．

6　データの尺度

　データには**名義尺度**，**順序尺度**，**間隔尺度**，**比率尺度**の4つの尺度があります．

(1) 名義尺度

　データを異なるグループに分類するのに用います．具体的には(男性，女性)，(医学部，歯学部，薬学部)などです．名義尺度には順序は関係ありません．

(2) 順序尺度

　順序を持つが，等間隔ではない尺度です．(大，中，小)や(よい，普通，悪い)などが該当します．(大，中，小)には順序はありますが，(大－中)＝(中－小)という関係は成り立ちません．すなわち四則演算(加減乗除)を行うことはできません．順序尺度はリハビリテーションの分野では非常によく用いられる尺度です．

(3) 間隔尺度

　順序を持ち，かつ等間隔な尺度です．温度(摂氏)や関節角度などが間隔尺度になります．$60°-55°=20°-15°=5°$ですから，間隔尺度は加減することが可能です．

(4) 比率尺度

　絶対0点を持つ間隔尺度です．絶対温度，長さ，時間などが該当します．比率尺度は四則演算が可能になります．

間隔尺度と比率尺度の区別に少し迷うかもしれませんが，統計を行う場合には間隔尺度と比率尺度は同じように扱えます．どの尺度であるかによって用いることの可能な統計手法が異なることがありますから，データをみたら名義尺度，順序尺度，間隔尺度（比率尺度を含む）の3つに区分できればよいということになります．

7 連続変数と離散変数

連続した値を取り得る変数を**連続変数**，飛び飛びの値をとる変数を**離散変数**といいます．間隔尺度，比率尺度は連続変数になる場合と離散変数になる場合があります．さて，順序尺度はどうでしょうか．（大，中，小）に順に3点，2点，1点をつけます．3，2，1と一見連続した値にみえますが，2.5点のような3点と2点の間の値は存在しません．したがって，順序尺度は常に離散変数になります．

8 データの代表値

データの代表値には平均値，中央値，最頻値があります．**平均値**は全部の値を加えてデータの個数で割った値であり，非常によく用いられますが，実は平均値に意味があるのは正規分布に従うデータのみです．これに対して**中央値（メジアン）**はデータを大きさ順に並べたときの中央にある値のことです．データが偶数個のときには中央の2つの値を平均します．例えば12個のデータの中央値は大きさの順に並べたときの6番目と7番目の値の平均になります．中央値は一般に正規分布に従わないデータの代表値として用いられますが，正規分布に近いデータでは平均値と中央値は近似します．また，**最頻値（モード）**は最も度数が多い値のことですが，統計を行う場合にあまり用いられることはありません．

> **ワンポイント**
>
> 検定では有意差の有無はわかっても大小関係はわからないことも多い．パラメトリック検定では平均値，ノンパラメトリック検定では中央値から大小関係を把握する．

9 正規分布

正規分布は

$$f(x) = \frac{1}{\sqrt{2\pi}\,\sigma} e^{-\frac{(x-\mu)^2}{2\sigma^2}}$$

μ：平均，σ：標準偏差，e：自然対数

で表される関数です．関数の式は知らなくても，描かれる曲線はみたことがあるでしょう（**図3**）．この式の重要な点は，平均と標準偏差が決まれば式が決定されるということです．したがって，正規分布に従うデータは平均値と標準偏差を用いて表記されます．正規分布では平均値±標準偏差の範囲に約 68％，平均値±標準偏差×2の範囲に約95％のデータが含まれることがわかっています．これに対し，正規分布に従わないデータは中央値を用いて箱ひげ図で表すことになります（**図4**）．

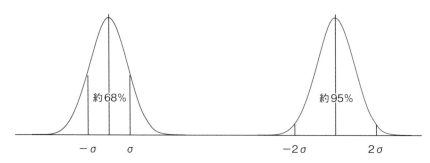

図3　正規分布
正規分布では平均値±標準偏差の範囲に約68％，平均値±標準偏差×2の範囲に約95％ のデータが含まれる（σ＝標準偏差）．

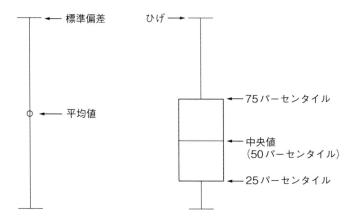

図4　グラフでの表記
正規分布に従うデータは平均値と標準偏差（標準誤差，信頼区間で示すこともある），正規分布に従わないデータは箱ひげ図で表記する．ひげは最大値・最小値や四分位範囲の±1.5倍を表示していることが多いが，統計ソフトによっても違いがある．

10 標準偏差と標準誤差

　初心者がわからないことの1つが標準偏差（standard deviation；SD）と標準誤差（standard error；SE）の違いです．本をみると**標準偏差**は生データのばらつきの大きさ，**標準誤差**は平均値の推定精度などと書かれていますが，さっぱりわからないと思います．ちなみに，

$$SD = \sqrt{分散}$$

$$SE = \frac{SD}{\sqrt{症例数}}$$

ですから標準誤差は必ず標準偏差よりも小さくなります．このため見栄えがよいという理由で標準誤差を好む人も少なくないのですが，これはさすがに邪道です．基本的に標準偏差と標準誤差の違いがよく理解できない人は標準偏差を用いるようにすれば間違いはあまりありません．なお，標準偏差が生データのばらつきの大きさを示すのは，分布が正規分布に従うときです．正規分布に従わないときには標準偏差は使用できません（中央値とパーセンタイル点を用います）．一方，症例数が多いときには平均値は分布形によらず正規分布に従うという性質があるので，標準誤差の場合は症例数が多いときには分布形を気にする必要はありません．ただし標準誤差は症例数に依存するので，標準誤差を使用する場合は症例数を必ず明記する必要があります．

11 信頼区間

　前述の標準偏差や標準誤差の代わりに**信頼区間**で表示する方法もあります．一般には有意水準が5%ですから，**95%信頼区間**を用います（有意水準が1%の場合は**99%信頼区間**を用います）．95%信頼区間とはその区間内に真の値がある確率が95%であるという意味です．信頼区間の有用な点は，ある群と別の群の信頼区間が重なっていなければ，平均値の差に有意差があることが視覚的に一目でわかることです．

12 パラメトリック検定とノンパラメトリック検定

　統計には大きく分けてパラメトリック検定とノンパラメトリック検定の2種類があります．**パラメトリック検定**は正規分布する連続変数に対して使用することが可能です．これに対して**ノンパラメトリック検定**はすべての検定に使用することが可能ですが，パラメトリック検定が使用できる場合にノンパラメトリック検定を使用すると判定の正確性に問題が生じることがあります．また，現実にパラメトリック検定の方が様々な検定方法が考案されていますので，パラメトリック検定が使用できるときはパラメトリック検定を，それ以外の場合はノンパラメトリック検定を使用するのが原則です．そのためには標本が正規分布するかどうか，連続変数であるかどうかの確認が必要になります．

ワンポイント

パラメトリック検定は平均や標準偏差が意味を持つデータに用いることができる.

ワンポイント

有意水準5％では,データが6未満のときにノンパラメトリック検定で有意にならないので,パラメトリック検定を用いる.

13 正規性の検定

年齢,身長,体重などは最初から正規分布するとして扱ってよいことになっています.しかし,一般にはある標本が正規分布するかどうかは,**ヒストグラム**を描いたり,**正規性の検定**を行って判断します.正規性の検定によく用いられるのが**Shapiro-Wilk検定**です.有意水準5％の場合,Shapiro-Wilk検定によって$P<0.05$であれば,「データの分布が正規分布ではない」,すなわちパラメトリック検定が使えないということになります.$P\geqq0.05$の場合には「正規分布でないといえない」という意味ですが,実用上は正規分布であるとしてデータを扱えることになります.ところが,症例数が少ない場合には分布形が正規分布でなくても有意差が出にくくなりますので,正規分布として扱えることになります(**図5**).症例数が多くなると逆にわずかの差でも有意差がでますので,正規性の検定を行うと正規分布していないという判定になります.しかし,症例数が多くなると母集団はどのような分布であっても,その平均は正規分布に近づく(**中心極限定理**)という性質がありますので,症例数が多い場合にも実際は正規分布として扱えることになります.したがって,データ数が少なくても多くても正規分布として扱うことは可能になります.

ワンポイント

疫学研究など,対象とする症例数が多い場合には,正規分布として扱うことができるかどうかをヒストグラムなどから判断する.本書で提示する解析のやり方で最初に正規性の検定を行うことが多いのは,通常リハビリテーションで扱う3桁程度のデータを念頭に置いているためである.

14 対応（関連）があるかないか？

統計で常に問題となるのが,対応があるかないかです.対応のあるなしによって用いる検定方法が異なってきます.2群の比較の場合は

	パラメトリック検定	ノンパラメトリック検定
対応あり	対応のあるt検定 (paired t検定)	Wilcoxon符号付順位検定 符号検定
対応なし	Student t検定 (等分散) Welch t検定 (等分散でない)	Mann-WhitneyのU検定

のように用いるのが一般的です．「**対応あり**」とは何を意味するでしょうか．実は，同一個体で計測したときに「対応あり」といいます．具体的には経時的に変化を追跡した場合（Aさんに薬剤Bを投与して投与前，1週間後，4週間後に効果を計測した場合など）と同じ人や動物で複数回計測したとき（Aさんに薬剤Bと薬剤Cを投与して効果を別々に判定など）に「対応あり」といいます．散布図を書いたときに線で結べるのが「対応あり」，結ぶことができないものが「対応なし」です（**図6**）．対応のありなしによって検定結果が大幅に変わることもありますので，ここはしっかりと理解するようにして下さい．

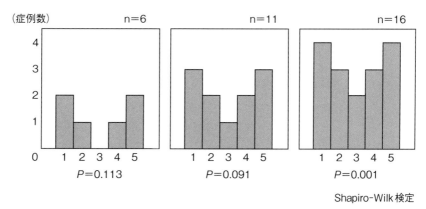

図5　正規性の検定
上記はいずれも正規分布とはかけはなれた分布であるが，左の2つは$P > 0.05$であり，有意水準5% では正規分布でないとはいえない，すなわち正規分布として扱うことが可能である．

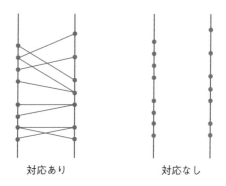

図6　対応ありと対応なし
対応ありは同一個体で経時的に変化を追跡しているか，または同一個体で複数回計測しているので，散布図を線で結ぶことが可能である．対応なしでは線で結ぶことができない．

2 実践編

1 散布図を書こう

　ある研究で20人の対象者から**表1**のデータが得られました．データAは治療前，データBは治療後です．正規性の検定を行ったところ，どちらのデータも正規分布として扱えることがわかりました．研究者は治療の効果が有意かどうかを確認するために，さっそく「対応のあるt検定」を行いました．ところが，$P=0.061$です．有意水準5％では有意になりません．この研究者は研究をあきらめてしまいました．

症例	1	2	3	4	5	6	7	8	9	10	11	12	13	14	15	16	17	18	19	20
データA	0	0	5	5	10	10	10	15	15	20	20	25	30	30	30	35	40	50	60	60
データB	5	15	0	5	100	25	30	0	30	25	40	15	40	40	50	20	35	55	65	70

表1　20人から得た生データ

　ありがちな話ですが，どこかに問題点はないでしょうか．結果が出るとすぐに統計を行いたくなりますが，実はそこに大きな問題点が潜んでいます．統計により新たな情報を得ることはできますが，同時に別の多くの情報を失います．データで最も重要なものは生データです．まず，生のデータをじっくり観察しなければなりません．といっても，データ数が多いと数値を眺める気にはなりません．そこで**散布図**の出番になります．データが得られたら，最初に散布図を書く習慣をぜひ身につけて下さい．例として**図7**をみて下さい．データPの大きさにかかわらず，データQの大きさはほぼ一定しています．しかし，散布図を書かないでいきなり統計を行うとデータQはデータPより有意に大きいとしかわからず，重要な情報を見落とす危険性が大きくなります．散布図を書くことの重要性を認識して下さい．さて，**表1**を散布図にした場合に一見して目立つのが1個の外れ値です（**図8**）．改めて**表1**をみると確かに症例5のデータBの値が異様に大きいのがわかります．

ワンポイント
統計を行う前に必ず散布図を書くこと．

2 外れ値の原因

　外れ値をみたらその原因を考える必要があります．主な原因を**表2**に示しています．計測や測定条件の誤りがみつかった場合にはそのデータは再計測するかデータを捨てる必要があります．正規分布しないデータであれば，外れ値があってもおかしくありません．Smirnov-Grubbsの棄却検定などを用いて，外れ値を棄却することもできますが，棄却検

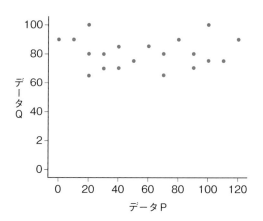

図7 散布図
データPの大きさにかかわらず，データQの大きさは
ほぼ一定している．

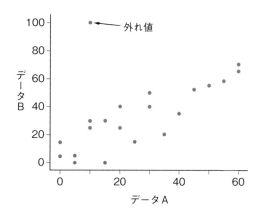

図8 表1の散布図
外れ値の存在が明らかとなる．

・計測や測定条件の誤り
・データが正規分布していない
・データの転記ミス
・原因不明

表2 外れ値の原因

定はデータが正規分布することを前提にしていますので，正規分布しないデータに棄却検
定を適用することはできません．この場合はノンパラメトリック検定を用います．正規性
の検定をパスしたからといってそのデータが正規分布に従うと保証されたわけではあり
ません．あくまでも「正規分布でないといえない」という意味です．**表1**のデータをノン
パラメトリック検定であるWilcoxon符号付順位検定を用いて改めて検定を行うと，$P=$
0.030となり，一転，有意水準5％で有意になります．データの転記ミスも実際にあり得
ることです．もし，症例5のデータBの数値が100ではなく10であれば，「対応のあるt検定」
により，$P=0.047$と有意差ありの結果となります．この場合はWilcoxon符号付順位検定
を行えば，$P=0.053$と有意差がなくなってしまいます．外れ値の原因が不明なこともあ
ります．外れ値をみたら考える習慣を身につけて下さい．外れ値から新たな発見ができる
こともあります．P値が0.05付近で一喜一憂するのではなく，散布図を書いてデータの本
質を眺めることが大切です．

> **ワンポイント**
> データが正規分布する場合にはパラメトリック検定の方が，正規分布しない場合にはノン
> パラメトリック検定の方がP値が小さくなりやすい．

3 αエラーとβエラー

　　統計では母集団の一部である標本から全体を推定しますので，推定結果にどうしても誤りが生じる可能性があります．この誤りを**エラー（過誤）**といいます．エラーには本当は有意差がないのに統計的に有意差があると判断される**αエラー（タイプⅠエラー）**（図9）と，本当は有意差があるのに統計的に有意差がないと判断される**βエラー（タイプⅡエラー）**（図10）の2種類があります．αエラーは実は有意水準そのものです．有意水準5%の場合は5%の確率で生じたことを偶然ではないと考えますが，逆にその事象が偶然起こってしまう確率が5%存在することになります．この場合，たまたま偶然生じたのに有意差があると判断されてしまいます．エラーは小さいほどよいのですが，残念ながら同一のデータではαエラーを小さくするとβエラーが大きくなってしまいますし，βエラーを小さくすると今度はαエラーが大きくなります．また，βエラーは標準偏差が大きいときや両群の平均値の差が小さいときにも大きくなります（**図11**）．βエラーは通常はαエラーの4倍

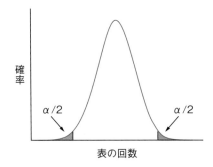

図9　αエラー
正常なコインをn回振って表が出る回数を横軸に，表が出る確率を縦軸にとる．nが大きくなるとその曲線は限りなく正規分布に近づく．生じにくいはずの青色の部分が起きたときに，これは偶然ではなく，コインが「いかさま」であったために生じたと判断する．しかし，実際には正常なコインであるから「いかさま」の判断は誤りである．正常なコインなのに「いかさま」と判断されるので，この部分がαエラーとなり，有意水準に等しい．正規分布は左右対称なので，片側はα/2となる．

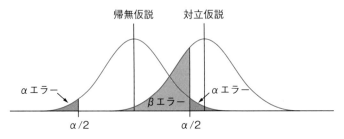

図10　βエラー
帰無仮説と対立仮説の平均値は有意な差を持つとする．■の部分は対立仮説に属するが，帰無仮説と重なるので統計的に差がないと判定される．これがβエラーである．

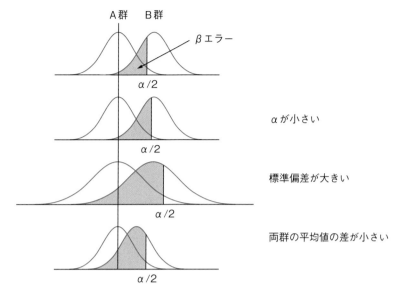

図11　βエラーが大きくなる場合

程度に設定されることが多いようです（αエラー5％ではβエラー20％，αエラー1％では
βエラー5％など）．また，1からβエラーを引いた値を**パワー（検出力）**といいます．βエ
ラー20％のときは，パワーは80％になりますから，同様な研究を5回行うと，4回は有意
差が得られる見込みとなります．

<hr>

4　統計学的有意と臨床的有意

　一般に症例数が増えると有意差が出やすくなります．したがって，症例数をどこまで
も増やしていくと，同一の母集団のデータでない限りいつかは有意差が出るようになり
ます．それでは統計を行う意味がないのではないかと思うかもしれませんが，これが統
計学の限界です．数値に意味づけを持たせるのがわれわれ臨床家の仕事になります．例
えば，新しい降圧剤Aは血圧を平均1mmHg下げることがわかったとします．症例数を
非常に多く設定すれば降圧剤Aは有意な降圧作用を持つことの証明は可能です．しかし，
1mmHgの降圧では意味のないことは臨床的に明らかです．これが臨床的に有意かどうか
ということです．最近は単に統計学的に有意差があるかどうかだけではなく，**臨床的に意
味のある最小の変化量**（Minimum Clinically Significant Differences；**MCSD**）以上の改善
が得られるかどうかが問われることも増えてきています（詳細はp80〜81　コラム「臨床的
に意味のある変化量」を参照してください）．

　　症例数が増えると有意差が出るのであれば，実際にはどのくらいの症例数のデータを集めるのがよいのでしょうか．必要な症例数の計算方法はデータの分布形，用いる統計学的手法により異なります．ここでは正規分布する連続変数の場合に必要とされる症例数nの計算式を示します．

$$n = \frac{2(a+b)^2 \times SD^2}{\Delta^2}$$

ただし，

　　　　a：αエラーによって決まる量

　　　　b：βエラーによって決まる量

　　　　SD：標準偏差（両群が同じと仮定します）

　　　　Δ：両群の予測される差（臨床的に有意な差）

αエラー	a
5%	1.96
1%	2.58

βエラー	b
20%	0.842
10%	1.28
5%	1.64
1%	2.33

　　この式をみると，必要な症例数nはαエラーが小さい，βエラーが小さい，標準偏差が大きい，両群の予測される差が小さい場合に大きくなることがわかります．ここで算出されるnは1つの群あたりの症例数ですから，両群合わせると2倍の症例数が必要になります．例えば，降圧剤Bが降圧剤Cよりも降圧作用が15mmHg強く，降圧剤BとCの標準偏差がどちらも10mmHgと予測される場合，αエラー5%，βエラー20%とすれば

$$\frac{2(1.96+0.842)^2 \times 10^2}{15^2} = 6.98$$

したがって，降圧剤BとCを比較する場合にはそれぞれ7例が必要とされる症例数になります．検出力は$1-\beta=80\%$ですから，各群7例で研究を行った場合には80%の確率で有意差を得ることができます．確実に有意差を得たいとすればβエラーを5%（検出力95%）にして再計算を行い，$\dfrac{2(1.96+1.64)^2 \times 10^2}{15^2} = 11.52$ですから，各群12例で研究を行えば95%の確率で有意差を得ることができます．もし，検出力95%でも有意差が出ないとしたら，降圧剤Bは予想したよりも降圧作用が強くないか，標準偏差が思った以上に大きいか，はたまた予想以上に運が悪いか，ということになります．

コラム　効果量，検定力，サンプルサイズについて

　*P*値が有意差をもとめる統計において重要な因子であることは間違いないところです．しかし，サンプルサイズ（標本数，サンプル数）が大きければ，実質的な差がない場合でも，*P*値は小さくなり統計的に有意であるという結果がでやすくなるという問題があります．そこで，サンプルサイズによって変化しない，標準化された指標である効果量（effect size）を付記するのが望ましいとされています．つまり，統計的検定の結果を解釈する際，*P*値のみではなく，平均値や標準偏差（中央値や四分位範囲），そして効果量を示すことによって，実質的な有意差を表現できます．例えばt検定では，効果量dの指標基準が0.2で効果「小」0.5「中」0.8「大」，Mann-WhitneyのU検定では効果量rが0.1「小」0.3「中」0.5「大」となっています．他の統計手法については他の参考書を参照してください．

　一方，p13で述べた通り「差があるのが母集団の本当の状態である」という前提で，実際に有意差を正しく検出できる確率のことを，「検定力」もしくは「検出力；power」といいます．検定力は第二種の過誤を起こさない確率で1-βで定義され，一般的には0.8に設定することが多いです（第一種の過誤 $\alpha = 0.05$/有意水準5% 未満としたとき）．このように統計結果の精度は，有意水準，サンプルサイズ，効果量，検定力の4つが重要であると言われています．サンプルサイズを決定するには，例えば検出力0.8，効果量0.8などと自ら設定して計算します．効果量や検定力分析，サンプルサイズ目安の決定は，SPSS® のみでは扱っておらず，ネット上で入手できるフリーソフト「G*Power 3」http://www.psycho.uni-duesseldorf.de/abteilungen/aap/gpower3/ や「R」https://www.r-project.org/ のダウンロードをお薦めします．

文　献

對馬栄輝・石田水里：医療系データのとり方・まとめ方．pp37-55，東京医書，2013．

6 データを正規分布させるには？

　パラメトリック検定を用いるにはデータが正規分布している必要があります．正規性の検定で正規分布でないとの結果が出たときでも，どうにかしてデータを正規分布させる方法はないでしょうか．実は変数変換というテクニックがあります．xというデータは正規分布していなくても，データをいじってXというデータにします．データXが正規分布すればXを用いてパラメトリック検定を使える可能性があります．具体的にはべき乗や対数を用います．

(1) 左に寄っているデータ (図12a)

　左側のデータを適度にばらつかせれば正規分布する可能性がありますので，データをn乗（nは1より小さい正の実数）します．nが小さいほど左側のデータをばらつかせることができますが，通常は平方根$\left(\dfrac{1}{2}乗\right)$または立方根$\left(\dfrac{1}{3}乗\right)$を用います．もう1つ，左側へのデータの寄り方が極端な場合には対数をとるという手もあります．

(2) 右に寄っているデータ (図12b)

　右側のデータを適度にばらつかせれば正規分布する可能性がありますので，データをn乗（nは1より大きい実数）します．nが大きいほど右側のデータをばらつかせることができますが，通常は2乗または3乗します．

　注意点としてデータをn乗または対数をとる前に正の値にする必要があります．データが負の場合には適当な数を加えて正の値にします．以上を式で表現すると下記のようになります．

$$X = (x+a)^b$$

ただし，$x+a>0$,

　　　　　$0<b<1$（左に寄っているデータ）または $b>1$（右に寄っているデータ）

または　　　　$X = \log(x+a)$（左に寄っているデータ）

これらのテクニックを用いてもどうしても正規分布しないときには，ノンパラメトリック検定を使った方がよいでしょう．

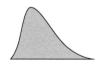

　　a　左に寄っているデータ
　　　1) データをn乗（nは1より小さい正の実数）する
　　　2) 対数をとる

　　b　右に寄っているデータ
　　　データをn乗（nは1より大きい実数）する

図12　変数変換

7 順序尺度に対してパラメトリック検定を使うことができるか？

　順序尺度の場合，順序に意味はありますが等間隔ではなく，連続変数ではありません．したがって，原則として順序尺度に対してはノンパラメトリック検定を使うべきであり，パラメトリック検定を使うことはできません．ただし，現実はもっと複雑になります．リハビリテーション分野では順序尺度を用いた評価法が頻用されます．例えば日常生活活動評価として国際的に機能的自立度評価法Functional Independence Measure（**FIM**）がよく用いられます．FIMには13の運動項目と5つの認知項目があり，各項目が1〜7点で評価されます（**表3**）．FIMは明らかな順序尺度ですが，日常生活全介助の18点から完全自立の126点まで1点刻みですべての点数を取り得ます．このように段階数の多い順序尺度は実際にはパラメトリック検定を使ってもよいという考えもあります．ただし，厳密には正しいわけではないので，学会発表や論文投稿の際にはパラメトリック検定使用に対してクレームがつく可能性があります．反論できるだけの知識がない場合はパラメトリック検定を使用しない方が無難かもしれません．反論の根拠の1つとして，FIMは既に間隔尺度のように用いられていることを挙げることができます．リハビリテーションによってFIMが何点改善したという表現をよくみかけますが，順序尺度に四則演算を適用することはそもそも正しくありません．したがって，FIMにパラメトリック検定を使用すべきでないなら，FIMが何点改善したという表現もすべきでないということになります．なお，順序尺度にパラメトリック検定を用いる場合には少なくとも正規性の検定はクリアーすることが前提です．リハビリテーションで用いる評価は健常であれば満点に近いことが多いので，本来正規分布しにくい評価法です．必要であれば変数変換を行います．なお，FIMに関していえば，運動項目と認知項目は等価とはいえないので分析するときには分けた方が無難です．

7	完全自立
6	修正自立
5	監視・準備
4	最小介助
3	中等度介助
2	最大介助
1	全介助

表3　機能的自立度評価法（FIM）

8 順序尺度の点数はどのようにつけても同じか？

　順序尺度を用いて20人に対して**表4**のような5段階評価を行いました．順序尺度ですからノンパラメトリック検定を行ってみましょう．XとYに対応がない場合はMann-WhitneyのU検定，対応がある場合はWilcoxon符号付順位検定と符号検定を使ってみましょう．まずA, B, C, D, Eに点数を付ける必要があります．**表5**のように評価1では順に5, 4, 3, 2, 1点とします．評価2ではそれぞれの点数を2倍して10, 8, 6, 4, 2点，評価3ではA＞B＞C＞D＞Eだけを守るようにして21, 20, 10, 4, 1点と付けてみましょう．P値をみると，Mann-WhitneyのU検定ではすべての評価法で同じになりますが，Wilcoxon符号付順位検定では評価3でP値が異なります．何が起きているのでしょうか？　実はWilcoxon符号付順位検定では差の大きさも考慮に入れて検定を行っています．評価が1つ異なった場合，評価1では常に1点，評価2では常に2点の差がありますが，評価3では差がばらばらなため，このようなことが生じます．ちなみに差の大きさを考慮しない符号検定を行った場合にはP値は同じになります．評価3のような点数をあえてつける人はいないとは思いますが，順序尺度の点数を評価1や2のように等間隔でつける必要があるならば，それはそもそも間隔尺度です．Wilcoxon符号付順位検定は符号検定よりも検出力が大きくなりやすいため好まれますが，点数の付け方によってはP値が異なることには注意が必要です．なお，Mann-WhitneyのU検定では差の大きさは問題になりませんので，順序だけに注意すれば数値はどのようにつけても同じ結果になります（次ページ，Wilcoxon符号付順位検定と符号検定のコラム参照）．

	1	2	3	4	5	6	7	8	9	10
X	A	A	A	A	B	B	B	B	B	B
Y	A	C	D	B	D	C	B	C	D	C

	11	12	13	14	15	16	17	18	19	20
X	B	B	B	C	C	D	D	D	D	E
Y	D	D	B	D	C	E	C	C	E	C

A　非常によい
B　よい
C　どちらでもない
D　悪い
E　非常に悪い

表4　順序尺度による評価

	A	B	C	D	E	P値		
						Mann-WhitneyのU検定	Wilcoxon符号付順位検定	符号検定
評価1	5	4	3	2	1	0.028	0.016	0.021
評価2	10	8	6	4	2	0.028	0.016	0.021
評価3	21	20	10	4	1	0.028	0.008	0.021

表5　評価点数とP値

コラム **Wilcoxon符号付順位検定と符号検定**

　Wilcoxon符号付順位検定は差の大きさを考慮していますから，差の大きさという概念がなく，四則演算を用いることができない順序尺度に適用することは本来正しい使い方ではありません．Wilcoxon符号付順位検定を適用可能であるのは，間隔尺度または比率尺度です．ただし，分布形の制限はないため非正規分布にも用いることが可能です．一方，符号検定は差の大きさを考慮しませんから，順序尺度や非正規分布にも適用可能です．しかし，一般にWilcoxon符号付順位検定の方が符号検定よりも検出力が大きい（P値が小さくなりやすい）ために，順序尺度に対しても好んで用いられているのが現状です．実際に，対応のある順序尺度の比較にはWilcoxon符号付順位検定も使われています．

9　相関関係をみたら疑え？

　相関関係はよく用いられる統計の1つですが，いくつか気をつけるべきことがあります．

(1) 有意な相関関係

　相関関係が有意であることを強調する論文がみられますが，有意な相関関係とは相関係数が単に0ではないという意味です．したがって，相関係数が0.0001でも症例数が多くなると有意差が生じます．この場合，有意な相関関係があっても，無意味であることは明白でしょう．相関関係が有意であっても相関係数が低ければあまり意味がありません．

ワンポイント
> 相関係数の絶対値
>
> 0〜0.2　　相関関係がほとんどない
>
> 0.2〜0.4　弱い相関関係あり
>
> 0.4〜0.7　中程度の相関関係あり
>
> 0.7〜0.9　強い相関関係あり
>
> 0.9〜1.0　極めて強い相関関係あり

(2) 相関関係と因果関係

　よくみられる間違いの1つが**相関関係**と**因果関係**の混同です．例えば食品Aを摂取している人に高血圧の人が少なく，食品Aの摂取割合と血圧に相関がみられたと仮定します．ところが，ここから，食品Aを摂取すると血圧が下がると主張する人が少なからずみられます．これは相関関係と因果関係を完全に取り違えた間違いです．因果関係を証明するには高血圧の人に食品Aを与えて，血圧が低下するかどうかを調査する必要があります．この種の間違いは非常に多く，学会発表，論文投稿でも珍しくありません．くれぐれも相

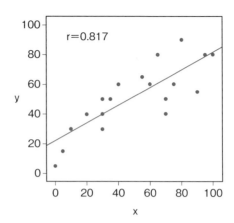

図13　xとyの相関分析
回帰直線が入るのは誤りである.

関関係と因果関係を混同しないようにして下さい.

(3) 疑似相関と因果連鎖

疑似相関とはある事象AがBとCにそれぞれ相関を持つため，BとCが相関があるようにみえることです．例えばAを年齢，Bを血圧，Cを骨密度とすれば，高齢者は血圧が高く，骨密度が低い人が多いでしょうから，血圧と骨密度は相関を持つと考えられます．しかし，それ自体にあまり意味はありません．**因果連鎖**とは風が吹けば桶屋がもうかる，のような途中にいくつかの関連する事象が含まれるため，因果関係があるようにみえることです．

(4) 相関と回帰

相関分析のグラフに回帰直線が記入されていることがときどきあります（**図13**）．相関分析は2つの変数が同格ですから，縦軸と横軸を替えても同じ結果ですが，回帰分析は1つの変数を他の変数で説明するものですから，2つの変数は同格ではありません．回帰分析のグラフに散布図を加えるのは問題がありませんが，相関分析のグラフに回帰直線が入るのは誤りです（回帰分析についてはp33〜34参照）.

以上のように，相関関係はよく用いられる統計の1手法ですが，よくよく気をつけなければいけません．故意かどうかは別にして，マスコミ報道や商品の宣伝にも相関関係の誤用がかなりみられます．相関関係をみたら，それが本当に適切に使われているかどうかの見極めが大切です．相関関係を前面に出している発表や論文をみたら疑え，くらいの慎重さが必要です．

10　検定の多重性

　　有意水準5%で検定を1回行ったときに，偶然によって有意差が出る確率は5%です．し
かし，1回の研究で検定を1回しか行わないことはむしろ珍しいと思われます．有意水準
5%で検定を2回行ったときに偶然によって有意差が1回以上出る確率は9.75%，3回行っ
たときには14.3%と次第に大きくなります．一般にn回検定を行ったときに偶然によって
有意差が1回以上出る確率は$1-(1-\alpha)^n$（α：有意水準）になりますから，検定の数が増
えるに従い，有意差が生じても偶然による可能性が高くなります．このように検定を複数
回行うことにより偶然による有意差が出やすくなることを**検定の多重性**といいます．そこ
で，複数回検定を行うときに全体として危険率を有意水準以下に抑える方法が各種考案さ
れており，多重比較検定と呼ばれます．多重比較検定の中で最も単純な考え方が，有意水
準をαとしてn回検定を行うときに1回の検定における有意水準を$\dfrac{\alpha}{n}$にする方法であり，
これを**Bonferroniの補正**といいます．Bonferroniの補正は簡単に行えるので手軽な方法で
すが，nが増えると判定が厳しすぎて検出力が低下するという欠点があります．

ワンポイント

　　総当たりで行う検定回数は$\dfrac{A(A-1)}{2}$　　（A：群の数）

コラム　　**統計ソフトは何を使うべきか？**

　　統計ソフトには高価なものから，無料のもの，書籍に添付されているものまで各種あります．
どれを使っても同じように思えるかもしれませんが，最近では論文中に使用した統計ソフトの
名前とバージョンを書くよう求められることが増えてきました．このような場合には，名の通っ
たソフトを使用していないと論文が採用されにくくなります．実際に筆者も，現在はバージョン
アップを中止しているソフトで検定を行ったところ，最新のソフトを使って検定をやり直すよう
求められたことがあります．統計ソフトは使い方を覚えるのに一苦労しますから，日頃からでき
るだけ世界中で流通しているソフトを用いるようにしましょう．本書の統計をSPSS®を用いて処
理しているのも，そのためです．

第2章

解析方法のフローチャート

　統計解析をするにあたっては，データが得られたら，まずそのデータがどの様な分布型をしているのかを調べましょう．データの分布が正規型とみなすことができる場合や，もし非正規型であってもデータ変換して正規化できれば，「パラメトリック法」を用います．正規分布を得ることが困難であれば「ノンパラメトリック法」を適用させます．このように検定を行うにはまずどういう分布のデータなのかを知る必要があります．またデータの種類，標本の数，標本間の関連などによってもどの統計を使うかが異なってきます．本章では，統計的手法の適切な選択をフローチャートや図表を用いて説明します．

※本章に掲載しているデータはすべて架空のデータです．
　実際の測定に基づくものではありません．

1 2群間の比較

1 独立した（＝対応のない）2群間の比較

- ●例えば，男性（A群）と女性（B群）の大腿四頭筋の筋力の比較などのように，2群間（A群とB群はすべて別な個体）の有意差を検定する際に用います（**図1**）．
- ●データが正規分布として扱える場合は，まず分散が等しいかどうかを両側F検定やLevene検定などで確認する必要があります．分散が等しいときには**Studentのt検定**を，等しくない場合は**Welchのt検定**を用います．これらは，パラメトリック法であり，平均値を比較して検定します．
- ●非正規分布のデータでは，**Mann-WhitneyのU検定**を行います．これはノンパラメトリック法であり，分布の中央値を比較して検定します．また正規分布していない場合では，変数変換し正規化した上で分散の検定を行う方法もあります．

2 関連した（＝対応のある）2群間の比較

- ●例えば，関節可動域運動の前（A群）と後（B群）の測定値の比較などのように，同一個体のデータを2回測定（群内での変動を比較）して有意差を検定する際に用います（**図2**）．
- ●データが正規分布として扱える場合は，**対応のあるt検定**を用います．これらは，パラメトリック法であり，平均値を比較して検定します．
- ●非正規分布のデータでは，**Wilcoxon符号付順位検定**か**符号検定**を行います．これはノンパラメトリック法であり，分布の中央値を比較して検定します．また正規分布していない場合では，変数変換し正規化した上で分散の検定を行う方法もあります．

コラム　等分散の検定

　等分散とは，文字からわかるように，等しく分散しているということです．つまり，それぞれのヒストグラムの形が似ているということです．2群間検定ではシンプルなF検定で行うことができます．この他に等分散の確認には，Bartlett検定やLevene検定などもあり，これらは2群以上の検定に使用できます．

　なお，Bartlett検定やLevene検定もF分布を用いた検定ですので，広義にはF検定ということになります．ちなみに，SPSSではF検定ではなくLevene検定がデフォルトで用いられています．

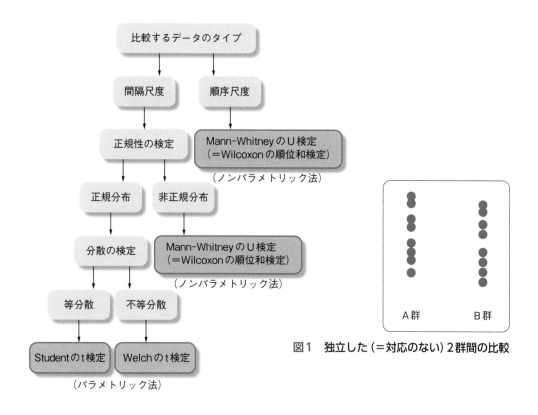

図1　独立した（＝対応のない）2群間の比較

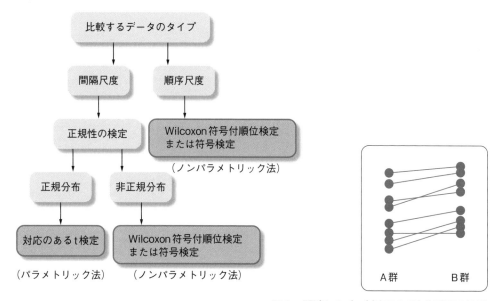

図2　関連した（＝対応のある）2群間の比較

【ここでいう間隔尺度とは，比率尺度も含みます（以下も同様）．詳細はp4～5参照】

2 3群以上の比較

1 独立した（＝対応のない）3群以上の比較

- 例えば，若年者（A群），壮年者（B群），高齢者（C群）における大腿四頭筋の筋力の比較などのように，1要因で分類される3群以上の比較に使用します（図3）．多群を同時に比較・検定する方法で，どの群とどの群で有意差があるかはわかりません．A，B，Cの3群を比較するのに，AB間，AC間，BC間をそれぞれ二標本t検定をしてはいけません．
- まず正規性の検定を行い，次にBartlett検定や**Levene検定**などを用いて各群の分散が等しいかどうかを検定する必要があります．正規分布し分散が等しい場合には**一元配置分散分析**を用います．また，正規分布していない場合には変数変換し正規化した上で検定する方法もあります．一元配置分散分析はパラメトリック法であり，平均値を比較して検定します．
- 正規分布しているが不等分散の場合はWelchの補正による一元配置分散分析を用います．
- 非正規分布の場合は**Kruskal-Wallis検定**を用います．これはノンパラメトリック法であり，分布の中央値を比較して検定します．
- さらに群間に有意差が認められた場合，一元配置分散分析ではScheffé法，**Tukey法**（分散分析を併用しなくてもよい），Kruskal-Wallis検定では**Bonferroni法**（分散分析を併用しなくてよい）などの多重比較検定を用いて2群ずつ比較し，どの群とどの群に差があるのかを検定します．
- 上の例に加えて，男性と女性の性差も検討したいなど，比較する要因が多数ある場合は多元配置分散分析を用います．

2 関連した（＝対応のある）3群以上の比較

- 例えば，有酸素運動の運動時の安静時心拍数（A時点），運動後10分後の心拍数（B時点），運動後20分後の心拍数（C時点）の変動の比較などのように同一個体における3水準以上の比較に使用します（図4）．これもどの水準とどの水準で有意差があるかはわかりません．それぞれの2水準間で対応のあるt検定をしてはいけません．
- まず正規性の検定を行います．次にMauchlyの球面性の検定を用いて各時点の差の分散が等しいかどうかを検定する必要があります．正規分布し差の分散が等しい場合には反復測定分散分析を用います．また，正規分布していない場合には変数変換し正規化した上で検定する方法もあります．反復測定分散分析はパラメトリック法であり，平均値を比較して検定します．
- 正規分布しているが不等分散の場合はGreenhouse-Geisserのε（イプシロン）修正等によって自由度を調整した反復測定分散分析を用います．
- 非正規分布の場合はFriedman検定を用います．これはノンパラメトリック法であり，分布の中央値を比較して検定します．

●さらに水準間に有意差が認められた場合，反復測定分散分析とFriedman検定ではBon-
ferroni法などの多重比較検定を用いて2水準ずつ比較し，どの水準とどの水準に差があ
るのかを検定します．

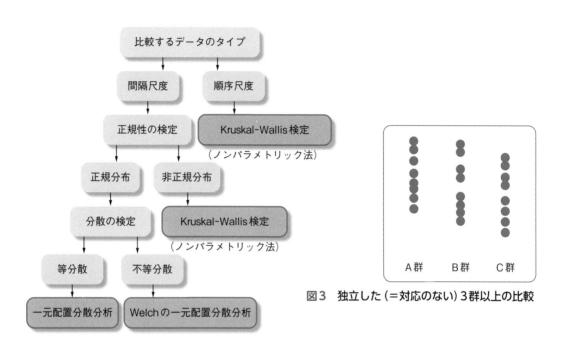

図3　独立した（＝対応のない）3群以上の比較

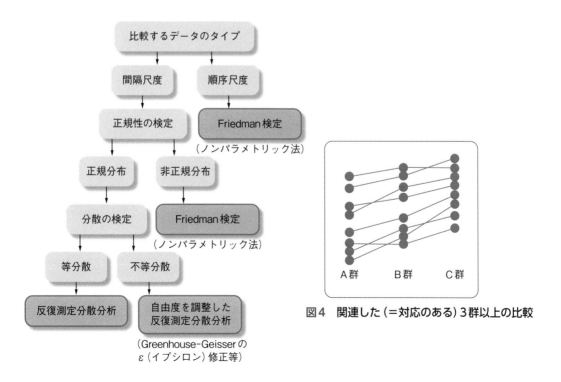

図4　関連した（＝対応のある）3群以上の比較

●前述の例に加えて，有酸素運動の方法の違いも検討したいなど，比較する要因が多数ある場合は多元配置分散分析を用います．例の場合は，対応のある要因（測定時点）と対応のない要因（有酸素運動の方法）の組み合わせのため，混合要因の多元配置分散分析を用いることになります（他の参考書を参照して下さい）．

| コラム | 対応について |

　本書では3群以上の比較において，一元配置分散分析は「対応のない」場合に，二元配置分散分析は「対応のある」場合に用いるように解説しています．つまり，2群間の比較で「対応のないt検定」に相当するのが一元配置分散分析で，「対応のあるt検定」に相当するのが二元配置分散分析ということになります（ただし，t検定を繰り返して使ってはならないことは何度も述べた通りです）．

　しかし，本書で繰り返しのない二元配置分散分析として扱っている検定は，反復測定による一元配置分散分析に分類して説明することもできます．分散分析はこのように少し複雑なところがありますが，3群以上の差の検定においてはいずれ多重比較検定を行う必要が出てきますので，本書では詳しく述べておりません．分散分析の知識をさらに深めるためには他の専門書を参照することをお勧めします．

　なお，「対応」という用語はいろいろと使われますので，少し説明を加えておきます．「対応がない」とは「独立した」と同じ意味で使われ，群間比較をするときに用いられます．「対応がある」とは群内比較をするときに用いられ，同一個体の経時変化などのように反復測定したデータを分析する場合に使用します（下図）．

　ただし，「対応のあるデータ」は単に同一個体のデータということではなく，「反復測定した各データ」から「コントロール値」を差し引いた場合のいわゆる「変化量」については，個体差によるばらつきが取り除かれているので，データは独立しているものとしてとらえられます．

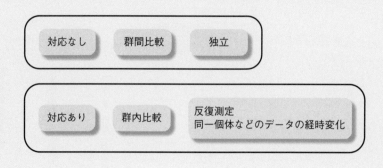

コラム　分散分析と多重比較検定の関係

　本書では，3群以上の比較には分散分析を行って，有意差があれば多重比較検定を行うように説明しています．これは，分散分析では全体として群間で有意差があるかどうかは検定してくれますが，有意差が認められてもどの群とどの群に差があるのかはわからないために多重比較検定を行うという論理からです．実際，医学の分野の研究論文の多くは，分散分析で有意差を明確にしてから，多重比較検定が行われています．

　しかしながら，多重比較の前には必ず分散分析を行わなければならない，ということでもありません．分散分析では有意差はなかったが，多重比較検定では有意差が出るというケースもあるからです．そのため，最初からいきなりTukey法やBonferroni法などによる多重比較検定を適用した方がよいとする考え方もあります．

　ただ現実には，研究論文の査読者からは分散分析後に多重比較検定を求められることが多いので，分散分析を行って，有意差が出たら多重比較検定を行う手法（**事後検定**；post-hoc test）に従った方が無難と考えられます．

3 比率の比較

1 2×2分割表と*l*×*m*分割表の検定

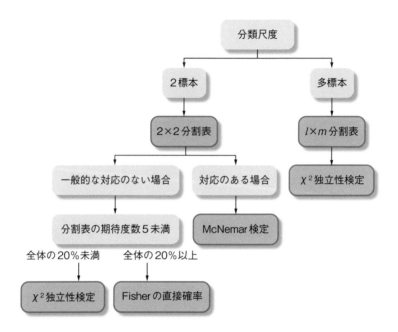

- ●例えば，筋力トレーニングをした治療群，対照群において，転倒の有無などの出現頻度（曝露の有無）が変化したかどうかを検定する方法には，対応のない2×2分割表の検定（**χ²独立性検定**と**Fisherの直接確率**）が使用されます（**表1**）．

- ●この一般的な対応のない2×2分割表の検定では，4分割表の中の期待度数5未満が全体の20%未満の場合にはχ^2検定を用い，全体の20%以上のときはFisherの直接確率を用います（期待度数についてはp62参照）．

- ●また，例えば腰痛教室での同一人物の教育前後で腰痛の有無の回答の「はい」「いいえ」が，どのように変化したかの比率を検定する場合は，対応のある場合となり，**McNemar検定**を用います（**表2**）．回答が変化した個所（「はい」→「いいえ」，「いいえ」→「はい」）に着目します．

- ●この際，ある要因がある場合を（＋），無い場合を（－）とすると，（＋，＋），（－，＋），（＋，－），（－，－）のいずれかになります．

- ●2×2分割表のχ^2独立性検定で特殊なものとして，層別化されたデータの場合に使用する**Mantel-Haenszel検定**があります．例えば，寝たきりは加齢とともにその頻度が高くなると考えられます．この際に，40歳から89歳までの集団で有害因子の曝露の有無と寝たきりの発生の有無を通常の2×2分割表のχ^2独立性検定で行うと集団間の年齢差を無視する可能性が出てきます．つまり，患者群に老人が多数を占め，対照群には中

	転倒あり (曝露あり)	転倒なし (曝露なし)	計
治療群	28	86	114
対照群	46	57	103
計	74	143	217

表1　対応のないχ^2検定の例

		教育後		計
		はい	いいえ	
教育前	はい	29	20	49
	いいえ	6	52	58
計		35	72	107

表2　対応のあるχ^2検定の例

血液型	運動器疾患	脳血管疾患	内部障害	計
A型	18	22	28	68
B型	14	13	20	47
AB型	7	8	6	21
O型	23	19	17	59
計	62	62	71	195

表3　$l \times m$分割表の例

年が多数を占めることもあると考えられます．このような場合には，年齢による補正が必要となります．年齢階級別（例えば10歳階級ごと）に2×2分割表を作成して，全体として有害因子の曝露の影響が寝たきりの発生に関連していたのかを判定します．

●$l \times m$分割表は，通常，行方向が要因（l），列方向が分類（m）で，行・列がそれぞれl個，m個に分割されます．例えば，血液型と疾患の関係が**表3**のように分類された場合，この分布が行・列に依存しているかどうかを検定します．

＊上述のχ^2独立性検定と理論は基本的に同じですが，適用となるデータの型に違いがあるものにχ^2**適合度検定**があります．χ^2適合度検定は1要因多分類の場合に用いられます．例えば，腰痛教室を開催して，その後のアンケートで「改善，不変，悪化」の中から回答させるなどの場合に使用され，データが予測される通りの割合になっているかどうかを判定する方法です．

コラム　一見して分割表にみえる例

	悪化	不変	やや有効	有効	著効
等尺性収縮	3	10	8	2	2
等張性収縮	2	7	4	8	4
等速性収縮	1	4	5	10	5

（数値は全くの架空データである）

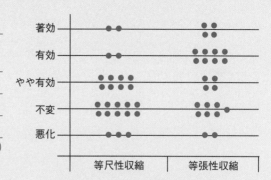

　例えば筋力強化の種類による効果を調べるため，75人の学生を25人ずつ，等尺性収縮のグループ，等張性収縮のグループ，等速性収縮のグループの3群に分け，1か月後に5段階に評価したら，上の表（左）のような結果が得られたとします．等張性収縮は等尺性収縮より有効だったといえるでしょうか．また，等張性収縮，等尺性収縮，等速性収縮で差が認められるでしょうか．

　表（左）を一見すると分割表の検定と考えてしまいがちですが，効果の分類は悪化から著効と順序関係（大小関係）がみられるため，本来は右のグラフのようにとらえるべきです．

　よって，等張性収縮は等尺性収縮より有効だったかどうかをみるような2群を比較する場合は，分割表の検定ではなく，Mann-WhitneyのU検定を行います．

　また，等張性収縮，等尺性収縮，等速性収縮で差が認められるかどうかのような3群以上を比較する場合も，分割表の検定ではなく，Kruskal-Wallis順位和検定を用います．

4 2標本の関連性の検定

1 相関と回帰

- 例えば「年齢（x）と血圧（y）の関係」をみるのは相関分析であり，「年齢（x）に伴う血圧（y）の変化」をみるのは回帰分析です（**図5**）．このように2変量（xとy）の関係を明らかにする検定に相関分析と回帰分析が使われます．
- **相関分析**はxとyの相互関係の強さをみるもので，相関係数はxとyとの直線的な関係がどの程度あるかを数値化したものです．**回帰分析**はxからyを予測するためのもので，直線回帰における回帰係数とはxとyが最もよく当てはまる直線関係をきたす場合の傾きのことです．
- 相関分析はxとyのどちらが原因因子でどちらが結果因子であるか決められない場合に用いられ，回帰分析はyを予測するためのxが個々の状況によって決まっている場合に用いられます．
- 相関分析では，2変量データが連続変数で正規分布として扱える場合にはパラメトリック法の**Pearsonの相関係数**を用い，2変量データが非正規分布の場合や離散変数である場合にはノンパラメトリック法の**Spearmanの順位相関係数**を用います．
- 一次回帰分析は，2つの変数の関係を一次方程式（$y = ax + b$）の形で表現する分析方法です．これは，パラメトリック法で，2変量データが連続変数で正規分布として扱える場合に使用します．回帰分析のノンパラメトリック法はありません．

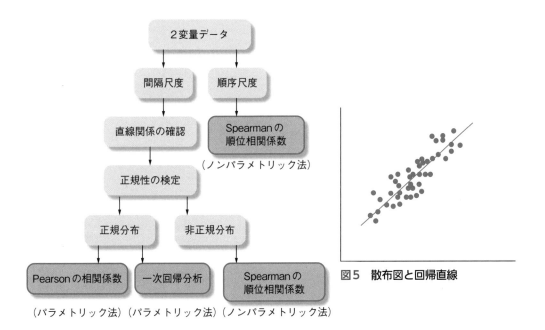

図5 散布図と回帰直線

コラム　回帰直線の式（回帰式）y＝ax＋bから

　yは結果となる変数ですので従属変数（目的変数）といい，x は原因となる変数になるので独立変数（説明変数）といいます．また，直線の傾きであるa は回帰係数で，b は切片と呼ばれます．

　回帰分析を行うと，y＝ax＋bという回帰式（予測値）が得られますが，得られた回帰式は常にあてはまりがよいとは限りません．回帰式のあてはまりの良さは，**寄与率**，または**決定係数**で判断します．これによって，独立変数（説明変数）が従属変数（目的変数）をどれくらい説明できるかを客観的に表すことができます．

　寄与率や決定係数の考え方を簡単に説明しておきます（**図6**）．回帰直線は，すべての点（データ）からこの直線までの距離（これを「**残差**」といいます）の2乗和（回帰からの偏差平方和）が最も小さくなるように引かれた線です．これが「**最小2乗法**」の原理です．残差を2乗するのは，測定値と推定値の差にはプラスもマイナスもあるため，正負の打ち消しを防ぐためです．「回帰の成分」とは回帰直線と平均値との距離，「偏差」とはデータから平均値までの距離を示し，「偏差＝残差＋回帰の成分」となります．つまり，偏差のうちの回帰の成分が大きくなるほど，または残差が小さくなるほど，回帰直線はそれぞれのデータの非常に近いところを通っていることになり，説明力が増すことになります．決定係数は重相関係数の2乗（R^2）で，0から1の間の値をとり，全データが回帰直線の近くにあればあるほど1に近づきます．寄与率はこれをパーセント表示したものです．決定係数が1，または寄与率が100％に近いほど，その回帰直線は説明力が高いものとなります．

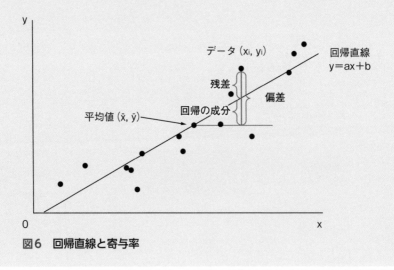

図6　回帰直線と寄与率

5 多変量解析

1 重回帰分析

- 例えば，運動耐容能を規定する因子は，年齢，下肢筋力，肺活量，心拍数など多数の因子が考えられます．このように幾つかの因子が説明変数として挙げられた場合に，この中のどれが最も影響する因子なのかを求める手法が**重回帰分析**です（**図7**）．
- **目的変数**には説明したい変数を，**説明変数**には目的変数を説明できるような変数を用いる必要があります（結果因子を説明因子にしてはなりません）．
- 目的変数は，正規分布をとる連続変数であることが原則となります．説明変数については，連続変数であることが必要ですが，カテゴリー変数であってもデータの表現形式を工夫することで使用できます．例えば性別を説明変数として使用したい場合には女性＝0，男性＝1というようにダミー変数に置き換えることで，2値変数（0，1）も使用可能となります．ただし，この場合，実測値（従属変数）と予測値（回帰モデルで算出される値）の差（残差）が正規分布していなければなりません．
- なお，目的変数に2種類の分類データ（例えば，転倒あり／なし）を使用したい場合は，重回帰分析よりも次に述べる多変量ロジスティック回帰分析の利用が適切となります．

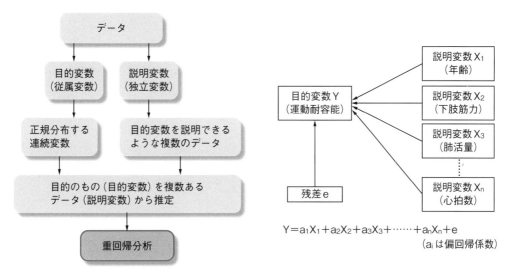

$$Y = a_1 X_1 + a_2 X_2 + a_3 X_3 + \cdots\cdots + a_n X_n + e$$
（a_i は偏回帰係数）

図7 重回帰分析のイメージ

2 多変量ロジスティック回帰分析

- **多変量ロジスティック回帰分析**では，例えば，ICU患者に肺合併症が発生するかどうかを予測する場合には，目的変数に 肺合併症があり／なし などの2値（0，1）のデータで解析することができます（**図8**）．この解析によって，オッズ比と回帰式を算出すること

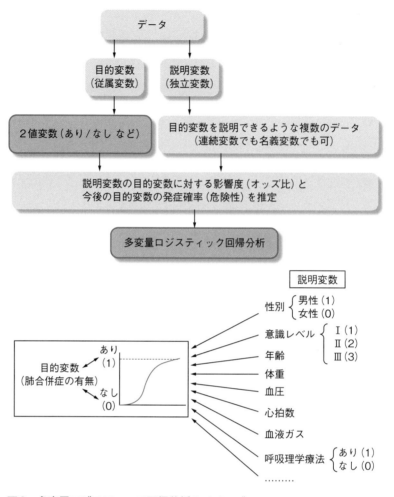

図8　多変量ロジスティック回帰分析のイメージ

　ができます．オッズ比は説明変数が目的変数に対してどの程度の影響を及ぼすかを表
し，今後の発症確率（危険性）を推定することが可能です．
- 説明変数については，性別などのカテゴリー変数，意識レベルなどの離散データ，年齢
や体重などの連続データが使用できます．
- また，原因因子となる説明変数（0，1データ）と目的変数の結果因子（0，1データ）の因
果関係を年齢補正しながら検討する方法として2×2分割表のところでMantel-
Haenszel検定を先に説明していますが，最近の傾向としてこの多変量ロジスティック
回帰分析を用いることが多くなっています．

第3章

解析の実際

　第3章では，例題を通して，実際の統計の使い方を学んでいただきます．統計が敬遠される一因となっている数式は使いません．よって，統計学そのものを理解したい方は，他書を参考にしていただきたいと思います．医療統計を使えるようになる第一歩は，分析するデータに合った統計手法が選択できるようになることです．例題ではいろいろな統計的手法が用意されていますが，その手法の選択は目的に応じて決定されます．実際の計算はコンピューターにお願いし，統計処理されて出てきた結果の解釈の仕方や，出てきた結果の適切な表現の方法を理解しましょう．

※本章に掲載しているデータはすべて架空のデータです．実際の測定に基づくものではありません．

1 対応のないt検定

① 間隔尺度のデータにおいて，独立した（＝対応のない）2群間の平均値を比較する検定です．
② 比較する両群が正規分布として扱えることが前提であり，さらに分散の検定により，等分散の場合はStudentのt検定，等分散でなければWelchのt検定を使用します．
③ 順序尺度のデータ，あるいは間隔尺度のデータで比較する2群のどちらか一方が正規分布していないときは使用せず，「Mann-WhitneyのU検定」（p40〜41）を使用します．

例　題

　性別と年齢層が一致している健常者20人と心疾患患者20人を対象に，運動耐容能（6分間歩行距離，以下6MWD）を比較することとした（例題のため年齢等の個人因子は考慮しないものとする）．

分類コード	6MWD
0	462
0	462
0	533
0	462
0	528
0	491
0	462
0	561
0	598
0	586
0	572
0	538
0	517
0	577
0	552
0	638
0	583
0	504
0	538
0	562
1	451
1	437
1	448
1	285
1	490
1	320
1	472
1	420
1	565
1	470
1	342
1	493
1	409
1	329
1	472
1	405
1	248
1	271
1	528
1	580

① データは左記のように，編集します．比較する両群を分類するために健常者は分類コードを0，心疾患患者は1としています．

② まずは，正規分布しているかを確かめるため，Shapiro-Wilk検定を行います．各群のデータのバラツキに有意差はみられませんでした（健常者$P=$0.339，心疾患患者$P=$0.487）．したがって，両群ともに正規分布として扱うことができます．

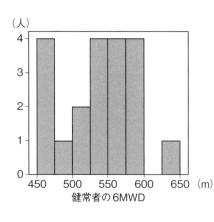

健常者の6MWD

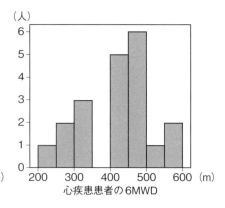

心疾患患者の6MWD

正規性の検定

	Shapiro-Wilk		
	統計量	自由度	有意確率
健常者	0.948	20	0.339
心疾患患者	0.957	20	0.487

③次に，両群のバラツキが似通っているか，異なっているかを分散の検定にて確認します．Levene検定の結果，$P=0.012$で，両群のバラツキに有意差があり，分散は等しくないといえます．その場合，等分散を仮定しないWelchのt検定の結果（下表，下段）を採用します．

独立（対応のない）サンプルの検定

		等分散性のためのLeveneの検定		2つの母平均の差の検定		
		F値	有意確率	t値	自由度	有意確率（両側）
6MWD	等分散を仮定する．	6.928	.012	4.739	38	0.000
	等分散を仮定しない．			4.739	28.938	0.000

④帰無仮説「健常者と心疾患患者の6MWDに差はない」に対し，$P<0.001$（t=4.739，自由度=28.938）となり，帰無仮説は棄却され，2群間に有意差が認められました．

※表中の有意確率「0.000」は「0」という意味ではなく，極めて小さい値で0.001よりも小さいことを示しています．以下すべて同様です．

⑤記述統計量を確認します．結論として，健常者と比較し，心疾患患者の6MWDで表した運動耐容能は有意に低下しているといえます．

グループ統計量

		N	平均値	標準偏差	平均値の標準誤差
6MWD	健常者	20	536.3000	50.72329	11.34207
	心疾患患者	20	421.7500	95.45452	21.34428

【結果の記載例】
　6MWDにおいて，健常者（536.3±50.7m）と比較し，心疾患患者（421.8±95.5m）では有意に低い値を示した（t=4.739，$P<0.001$）．

条件を確認しよう

❶間隔尺度（比率尺度を含む），順序尺度の一部のデータで使用します．
❷独立した（＝対応のない）2群間の平均値の比較です．
❸両群のデータが正規分布（パラメトリック）として扱える場合に使用します．

Mann-WhitneyのU検定

①独立した（＝対応のない）2群間の比較をノンパラメトリック（非正規性）な手法で行う検定です．単に「U検定」と称するときもあります．

②順序尺度のデータ，あるいは間隔尺度のデータで比較する2群のどちらか一方が正規分布していない場合に使用します．

③独立した2群間の比較を行う検定には「Wilcoxonの順位和検定」もあります．Mann-WhitneyのU検定とほぼ検定結果が同等となります．

例 題

　ある介護老人保健施設の利用者において，要支援認定者20人と要介護認定者26人を対象に，利き足の片脚立位時間を比較することとした（例題のため年齢等の個人因子は考慮しないものとする）．

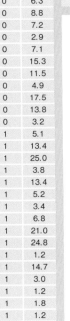

分類コード	片脚立位時間	分類コード	片脚立位時間
0	15.2	1	0.9
0	4.9	1	3.0
0	14.4	1	2.8
0	3.9	1	2.4
0	7.0	1	3.6
0	18.1	1	19.3
0	6.8	1	5.3
0	22.8	1	1.7
0	7.8	1	1.9
0	6.3	1	9.8
0	8.8		
0	7.2		
0	2.9		
0	7.1		
0	15.3		
0	11.5		
0	4.9		
0	17.5		
0	13.8		
0	3.2		
1	5.1		
1	13.4		
1	25.0		
1	3.8		
1	13.4		
1	5.2		
1	3.4		
1	6.8		
1	21.0		
1	24.8		
1	1.2		
1	14.7		
1	3.0		
1	1.2		
1	1.8		
1	1.2		

①データは左記のように，編集します．比較する両群を分類するために要支援認定者（以下，支援群）は分類コードを0，要介護認定者（以下，介護群）は1とします．

②まずは，正規分布しているかを確かめるため，Shapiro-Wilk検定を行います．結果，支援群$P=0.081$，介護群$P<0.001$であり，介護群において，非正規分布となりました．よって，ノンパラメトリック検定（Mann-WhitneyのU検定）を使用します．

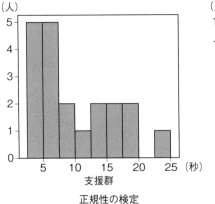

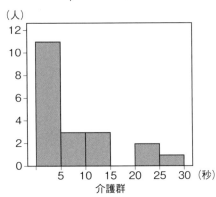

正規性の検定

	Shapiro-Wilk		
	統計量	自由度	有意確率
要支援	0.915	20	0.081
要介護	0.786	26	0.000

③Mann-WhitneyのU検定の結果では，帰無仮説「支援群と介護群の片脚立位時間の中央値に差はない」に対し，$P=0.027$（U=4.739）となり，帰無仮説は棄却され，2群間に有意差が認められました.

検定統計量

項目	統計量
Mann-WhitneyのU	160.500
WilcoxonのW	511.500
Z	−2.205
漸近有意確率（両側）	0.027

④記述統計量の結果では，平均や標準偏差などの表記もありますが，中央値と4分位範囲をみます.

記述統計量

		統計量
支援群	平均値	9.9700
	標準偏差	5.70412
	中央値	7.5000
	4分位範囲	9.75
介護群	平均値	7.5269
	標準偏差	7.65394
	中央値	3.7000
	4分位範囲	11.53

⑤結論として，要支援認定者と比較し，要介護認定者の利き足での片脚立位時間は有意に低下しているといえます.

【結果の記載例】

利き足の片脚立位時間において，支援群の中央値7.50（9.75）秒と比較し，介護群の中央値3.70（11.53）秒は有意に低い値を示した（U=160.5, $P=0.027$）.

条件を確認しよう

❶間隔尺度（比率尺度を含む），順序尺度のデータが適応となります.

❷独立した（＝対応のない）2群間における中央値を比較します.

❸非正規分布（ノンパラメトリック）しているデータが含まれるときに使用します.

3 対応のあるt検定

①間隔尺度のデータで同一の対象群（＝対応のある）における，異なる条件による2つの
データ（例. 治療開始時と開始後3か月の時点）を比較する検定です.
②比較する両群が正規分布として扱えることが前提です. 比較する2つのデータのどちら
か一方が正規分布していない場合は使用せず，「Wilcoxonの符号付順位検定，符号検定」
（p44〜45）を使用します.
③同一対象者の利き手，非利き手の握力の比較などの際も対応のあるt検定を使用します.

例題

変形性膝関節症患者13人に対する保存療法を行う前と開始後3か月における膝伸展筋力を比較
することとした（例題のため年齢等の個人因子は考慮しないものとする）.

患者番号	before	3M
1	35.3	38.5
2	42.0	47.6
3	10.5	8.6
4	48.3	47.3
5	18.5	15.1
6	41.0	48.0
7	22.1	25.7
8	12.6	20.0
9	18.6	25.3
10	9.6	18.2
11	22.8	38.9
12	22.5	22.5
13	37.7	35.3

①データは左記のように編集します. 保存療法を行う前の
データ（以下，before）と開始後3か月のデータ（以下，3M）
は別々の列に配置させます.

②まずは，正規分布しているかを確かめるため，Shapiro-
Wilk検定を行います. 結果として，各データのバラツキに有
意差はみられませんでした（before $P=0.222$，3M $P=$
0.328）. したがって，両群ともに正規分布として扱うことが
できます.

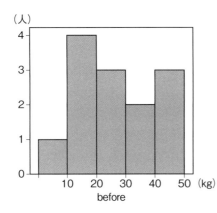

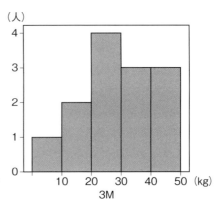

正規性の検定

	Shapiro-Wilk		
	統計量	自由度	有意確率
before	0.916	13	.222
3M	0.929	13	.328

③したがって，同一対象者の（対応のある）データを比較するために対応のあるt検定を行ったところ，下表のような結果が得られました．

対応サンプルの検定

	対応サンプルの差					t値	自由度	有意確率（両側）
	平均値	標準偏差	平均値の標準誤差	差の95% 信頼区間				
				下限	上限			
before - 3M	−3.8076	5.5515	1.53971	−7.1624	−.4529	−2.473	12	0.029

④帰無仮説「保存療法前と開始後3か月における変形性膝関節症患者の膝伸展筋力に差はない」に対し，$P=0.029$（t=−2.473，自由度＝12）となり，帰無仮説は棄却され，2群間に有意差が認められました．記述統計量は下表のとおりとなります．

⑤結論として，変形性膝関節症患者の膝伸展筋力は保存療法前と比較し，保存療法開始後3か月において有意に向上しているといえます．

対応サンプルの統計量

	平均値	N	標準偏差	平均値の標準誤差
before	26.2692	13	13.03268	3.61461
3M	30.0769	13	13.31842	3.69386

【結果の記載例】
　変形性膝関節症患者の膝伸展筋力において，before（26.3±13.0kg）と比較し，3M（30.1±13.3kg）では有意に高い値を示した（t=−2.473，$P=0.029$）．

条件を確認しよう

❶間隔尺度（比率尺度を含む），および順序尺度の一部のデータで使用します．
❷同一対象者（＝対応のある）における，異なる条件による2つのデータの平均値を比較します．
❸両群のデータが正規分布（パラメトリック）として扱える場合に使用します．

4 Wilcoxonの符号付順位検定，符号検定

① 同一の対象群（＝対応のある）における，異なる条件による2つのデータ（例．治療開始時と開始後3か月の時点）の比較を行う検定です．

② 順序尺度のときや，間隔尺度が非正規分布（ノンパラメトリック）しているときに使用します．

③ 比較する2つのデータのうち，どちらか一方が正規分布していない場合にも使用します．

例 題

COPD患者15人に対し，呼吸リハビリテーション（以下，呼吸リハ）を6か月実施した前後の呼吸困難の変化をみるために，mMRC息切れスケールを比較することとした（例題のため年齢等の個人因子は考慮しないものとする）．

患者番号	before	6M
1	2	1
2	4	1
3	1	1
4	2	3
5	1	1
6	3	0
7	2	1
8	3	2
9	2	2
10	2	2
11	4	0
12	1	1
13	3	2
14	1	1
15	3	3

① データは左記のように編集します．呼吸リハを行う前のデータ（以下，before）と開始後6か月のデータ（以下，6M）は別々の列に配置させます．

② mMRC息切れスケールは順序尺度ですので，ノンパラメトリック検定（Wilcoxonの符号付順位検定）を使用します．

③ Wilcoxonの符号付順位検定の結果では，帰無仮説「beforeと6MにおけるmMRC息切れスケールの中央値に差はない」に対し，$P=0.031$（$Z=-2.157$）となり，帰無仮説は棄却され，2つのデータ間に有意差が認められました．

検定統計量

	6M − before
Z	−2.157
漸近有意確率（両側）	0.031

④記述統計量の結果では，平均や標準偏差などの表記もありますが，中央値と4分位範囲をみます．

⑤結論として，COPD患者15人におけるmMRC息切れスケールの中央値は，呼吸リハ前と比較し，開始後6か月において，有意に低下しているといえます．

記述統計

		統計量
before	平均値	2.2667
	標準偏差	1.03280
	中央値	2.0000
	4分位範囲	2.00
6M	平均値	1.4000
	標準偏差	0.91026
	中央値	1.0000
	4分位範囲	1.00

【結果の記載例】
　COPD患者15人におけるmMRC息切れスケールはbeforeの中央値2.00（2.00）と比較し，6Mの中央値1.00（1.00）は有意に低い値を示した（$Z=-2.157$, $P=0.031$）．

条件を確認しよう

❶同一対象者（＝対応のある）における，異なる条件の違いによる2つのデータの中央値を比較します．

❷間隔尺度（比率尺度を含む），順序尺度のデータが適応となります．

❸2つのデータのうち，どちらか一方，あるいは両方が非正規分布（ノンパラメトリック）しているときに使用します．

5 一元配置分散分析

> ① 1つの要因に対して対応のない3つ以上の水準 (群) がある場合に，水準間の差を検討する方法が一元配置分散分析 (one way-analysis of variance：ANOVA) です．一要因分散分析と称されることもあります．
> ② 正規分布として扱うことができる間隔・比率尺度に対して用いることができるパラメトリック検定です．しかし，数値が10以上あり，正規性および等分散性が仮定された順序尺度は，便宜的に間隔尺度として用いられ，分散分析が用いられることがあります．
> ③ 対応がある (反復測定である) 場合には反復測定一元配置分散分析 (p50〜51) を用います．

例 題

高齢心不全患者，高齢健常者，若年健常者の各15人に関して，握力に差があるか検討する．

対象区分	握力 (kgf)	対象区分	握力 (kgf)	対象区分	握力 (kgf)
心不全	19	高齢者	25	若年者	35
心不全	20	高齢者	24	若年者	31
心不全	22	高齢者	18	若年者	28
心不全	24	高齢者	36	若年者	29
心不全	18	高齢者	27	若年者	37
心不全	21	高齢者	24	若年者	31
心不全	19	高齢者	18	若年者	29
心不全	27	高齢者	26	若年者	25
心不全	16	高齢者	21	若年者	38
心不全	22	高齢者	35	若年者	31
心不全	18	高齢者	31	若年者	35
心不全	20	高齢者	20	若年者	29
心不全	17	高齢者	24	若年者	21
心不全	18	高齢者	29	若年者	30
心不全	22	高齢者	20	若年者	23

① 各水準が正規分布かを Shapiro-Wilk 検定で確認します．

	統計量 W	自由度	有意確率
心不全	0.945	15	0.455
高齢者	0.933	15	0.298
若年者	0.959	15	0.671

Shapiro-Wilk 検定の結果，すべての水準で $P>0.05$ となり，正規分布として扱うことができます．

②各水準同士が等分散かLevene検定で確認します.

F値	自由度1	自由度2	有意確率
2.223	2	42	0.121

Levene検定の結果, $P=0.121$であり$P>0.05$となりました. したがって, 水準同士の等分散性が仮定されたため, 一元配置分散分析を行います. 等分散性が仮定できなかった場合, Welchの検定を行います.

③帰無仮説を「3つの対象群間で握力には差がない」と設定し, 一元配置分散分析を行います.

	平方和	自由度	平均平方	F値	有意確率
要因変動	740.044	2	370.022	17.491	0.000
誤差変動	888.533	42	21.156		
修正総和	1628.578	44			

要因変動の主効果で有意確率が0.000となりました. $P<0.05$であるため帰無仮説が棄却されます. したがって, 対象群間で握力に差がみられることがわかりました.

④結果の要約

	平均値	標準偏差	95% CI下限	95% CI上限
心不全	20.200	2.883	18.603	21.796
高齢者	25.200	5.634	22.080	28.320
若年者	30.133	4.838	27.454	32.813

平均値および標準偏差を確認すると, 若年者 (30±5kgf), 高齢者 (25±6kgf), 心不全患者 (20±3kgf) の順で握力が強いことがうかがえます.

※各水準間の差を明らかにするためには多重比較検定 (p56〜57) を行います.

⑤結論

高齢心不全患者, 高齢健常者, 若年健常者における握力の差を一元配置分散分析で検討しました. その結果, これらの群における握力には有意な差があることがわかりました.

【結果の記載例】

一元配置分散分析の結果, 握力には有意な群間変動が得られた ($F_{2,42}=17.491$, $P<0.001$).

条件を確認しよう

❶1要因に対して対応のない水準 (群) が3つ以上ある場合にその差を比較します.

❷各水準のデータは正規分布として扱うことができる必要があります (パラメトリックな手法が適応できる).

❸データは連続変数で, 間隔尺度, 比率尺度, 一部の順序尺度が適応となります.

6 Kruskal-Wallis 検定

① 1つの要因 (変数) に対して対応のない3つ以上の水準 (群) がある場合で，ノンパラメトリック検定によって水準間の差を検討する場合はKruskal-Wallis検定を用います．
② 間隔・比率尺度であっても1つ以上の水準で正規分布していない場合や変数が順序尺度の場合にこの検定を用います．
③ 対応がある (反復測定である) 場合にはFriedman検定 (p52～53) を用います．

例　題

　A施設，B施設，C施設の利用者15人ずつに関して，3施設間で歩行速度に差があるか検討する.

施設	歩行速度 (m/秒)	施設	歩行速度 (m/秒)	施設	歩行速度 (m/秒)
A	1.23	B	1.12	C	0.82
A	0.87	B	1.23	C	0.97
A	1.18	B	0.95	C	0.86
A	0.79	B	1.05	C	0.88
A	0.77	B	1.09	C	0.97
A	0.86	B	1.13	C	1.05
A	1.22	B	0.89	C	0.93
A	0.82	B	0.83	C	0.77
A	0.79	B	0.99	C	0.85
A	0.75	B	1.2	C	0.96
A	1.06	B	1.06	C	1.06
A	1.28	B	1.1	C	0.78
A	1.21	B	1.07	C	1.23
A	0.77	B	1.22	C	0.99
A	0.69	B	1	C	0.86

① 各水準が正規分布かをShapiro-Wilk検定で確認します (間隔・比率尺度の場合).

	統計量 W	自由度	有意確率
A施設	0.837	15	0.011
B施設	0.966	15	0.792
C施設	0.937	15	0.341

　Shapiro-Wilk検定の結果，A施設で$P=0.011$となり，$P<0.05$であるため非正規分布となりました．したがって，Kruskal-Wallis検定を行います．

②帰無仮説を「3施設間で利用者の歩行速度には差がない」と設定し，Kruskal-Wallis検定を行います.

項目	数値
χ^2値	6.254
自由度	2
漸近有意確率	0.044

　漸近有意確率は0.044となり，$P<0.05$であるため帰無仮説が棄却されました.したがって，施設間で歩行速度に差がみられることがわかりました.

③結果の要約

	中央値	四分位範囲	第一四分位	第三四分位
A施設	0.86	0.44	0.77	1.21
B施設	1.07	0.14	0.99	1.13
C施設	0.93	0.14	0.85	0.99

　中央値と四分位範囲を確認すると，B施設利用者の歩行速度が1.07 (0.14) m/秒であり，A施設の0.86 (0.44) m/秒，C施設の0.93 (0.14) m/秒と比較して速いことがうかがえます.
　※各水準間の差を明らかにするためには多重比較検定 (p56～57) を行います.

④結論

　A施設，B施設，C施設における利用者の歩行速度の差をKruskal-Wallis検定で検討しました.その結果，3施設の利用者の歩行速度には有意な差があることがわかりました.

【結果の記載例】

　Kruskal-Wallis検定の結果，3施設の利用者の歩行速度には有意な差が得られた（$\chi^2=6.254$, df=2, $P=0.044$）.

■ **条件を確認しよう**

❶1要因に対して対応のない水準 (群) が3つ以上ある場合でその差を比較したいときに用います.

❷各水準のデータで正規分布していないものがある場合やその他パラメトリックな手法が適応できない場合に用います.

❸データは連続変数で，間隔尺度，比率尺度，順序尺度が適応となります.

7 反復測定分散分析

①1つの要因（変数）に対して対応のある（反復測定である）3つ以上の水準（群）がある場合にその差を検討する方法が反復測定分散分析（repeated measure ANOVA）です．水準が2つの場合の対応のあるt検定（p42～43）に相当します．
②正規分布として扱うことができる間隔・比率尺度に対して用いることができるパラメトリック検定です．
③例題のように対応のある1要因（群内要因）のみの場合は，反復測定モデルを用いますが，群内要因に加え対応のない要因（群間要因）が加わる場合は，混合要因モデルまたは分割プロットモデルと呼ばれる方法を用います（他の参考書を参照して下さい）．

例 題

あるトレーニングを導入した対象者15人に関して，導入前，導入後6週間，導入後12週間で膝伸展筋力（体重比）の変化を検討する．

被験者番号	導入前	6週間後	12週間後
1	0.62	0.64	0.69
2	0.52	0.49	0.55
3	0.36	0.45	0.46
4	0.48	0.47	0.51
5	0.88	0.79	0.87
6	0.51	0.52	0.59
7	0.24	0.29	0.40
8	0.40	0.42	0.46
9	0.38	0.36	0.45
10	0.40	0.37	0.42
11	0.71	0.69	0.73
12	0.66	0.68	0.69
13	0.22	0.30	0.34
14	0.39	0.40	0.61
15	0.41	0.45	0.44

①各水準が正規分布かをShapiro-Wilk検定で確認します．

	統計量W	自由度	有意確率
導入前	0.942	15	0.414
6週間後	0.931	15	0.284
12週間後	0.94	15	0.389

Shapiro-Wilk検定の結果，すべての水準で$P>0.05$となり，正規分布として扱うことができます．反復測定分散分析を行うことができます．

②各水準間の差が等分散かをMauchlyの球面性の検定で確認します．

統計量W	近似χ^2値	自由度	有意確率
0.892	1.486	2	0.476

Mauchlyの球面性の検定の結果，$P>0.05$となり，水準間の差の等分散性が仮定されました．

③帰無仮説を「測定時期で膝伸展筋力には差がない」と設定し，反復測定分散分析を行います．

		平方和	自由度	平均平方	F値	有意確率
要因変動	球面性の仮定	0.042	2	0.021	14.618	0.000
	Greenhouse-Geisser	0.042	1.805	0.023	14.618	0.000
	Huynh-Feldt	0.042	2.000	0.021	14.618	0.000
	下限	0.042	1.000	0.042	14.618	0.002
誤差変動	球面性の仮定	0.04	28	0.001		
	Greenhouse-Geisser	0.04	25.271	0.002		
	Huynh-Feldt	0.04	28.000	0.001		
	下限	0.04	14.000	0.003		

　本例題では，差の等分散性が仮定できるため，「球面性の仮定」の結果を参照します．差の等分散性が仮定できない場合は，「Greenhouse-Geisser」や「Huynh-Feldt」の ε によって調整された結果を参照します．

　要因変動（球面性の仮定）の主効果の有意確率は0.000となり，$P<0.05$であるため帰無仮説が棄却されました．したがって，測定時期によって膝伸展筋力に差がみられることがわかりました．

④結果の要約

	平均値	標準偏差	95% CI下限	95% CI上限
導入前	0.478	0.178	0.38	0.577
6週間後	0.488	0.149	0.405	0.571
12週間後	0.547	0.147	0.466	0.629

　平均値と標準偏差を確認すると，12週後の膝伸展筋力が0.55±0.15kgf/kgであり，導入前の0.48±0.18kgf/kgや6週後の0.49±0.15kgf/kgと比較して高いことがうかがえます．
※各水準間の差を明らかにするためには多重比較検定（p56～57）を行います．

⑤結論

　トレーニングが膝伸展筋力に与える効果を反復測定分散分析で検討しました．その結果，膝伸展筋力はトレーニングによって有意に増加しました．

【結果の記載例】

　反復測定分散分析の結果，膝伸展筋力には有意な群内変動が得られた（$F_{2,28}=14.618$，$P<0.001$）．

条件を確認しよう

❶1要因に対して対応のある水準（群）が3つ以上ある場合でその差を比較したいときに用います．
❷各水準のデータは正規分布として扱うことができる必要があります（パラメトリックな手法が適応できる）．
❸データは連続変数で，間隔尺度，比率尺度，一部の順序尺度が適応となります．

8 Friedman 検定

①1つの要因（変数）に対して対応のある（反復測定である）3つ以上の水準（群）がある場合で，ノンパラメトリック検定でその差を検討する方法がFriedman検定です．水準が2つの場合のWilcoxon符号付順位検定（p44〜45）に相当します．

②変数が間隔・比率尺度であっても1つ以上の水準で正規分布していない場合や順序尺度の場合にこの検定を用います．

③間隔・比率尺度で正規分布として扱うことができる場合には，反復測定分散分析を用います．

例 題

　呼吸リハビリテーションを導入した患者15人に関して，導入前，導入後3か月，導入後6か月でmMRC息切れスケールの変化を検討する．

被験者番号	導入前	3か月後	6か月後
1	4	3	2
2	2	2	2
3	1	2	1
4	3	2	2
5	3	2	3
6	1	1	1
7	2	2	1
8	4	2	2
9	1	1	1
10	3	3	2
11	2	2	2
12	3	2	2
13	2	2	2
14	4	3	3
15	3	3	2

①各水準が正規分布かをShapiro-Wilk検定で確認します（間隔・比率尺度の場合）．

　本例題は順序尺度のため，正規性の検定は必要ありません．

　間隔・比率尺度で正規分布していない場合は，同様に以下の手順に進みます．

②帰無仮説を「測定時期でmMRC息切れスケールには差がない」と設定し，Friedman検定を行います．

度数	15
χ^2値	11.706
自由度	2
漸近有意確率	0.003

　漸近有意確率は0.003となり，$P<0.05$であるため帰無仮説が棄却されました．したがって，測定時期によってmMRC息切れスケールに差がみられることがわかりました．

③結果の要約

	中央値	四分位範囲	第一四分位	第三四分位
導入前	3	1	2	3
3か月後	2	1	2	3
6か月後	2	1	1	2

　中央値と四分位範囲を確認すると，mMRC息切れスケールは導入後が3（1），3か月後が2（1），6か月後が2（1）と減少していることがうかがえます．また，導入後6か月では，第一および第三四分位にも変化がみられます．

　※各水準間の差を明らかにするためには多重比較検定（p56〜57）を行います．

④結論

　呼吸リハビリテーションが息切れに及ぼす効果をFriedman検定で検討しました．その結果，mMRC息切れスケールは呼吸リハビリテーションの導入によって有意に減少しました．

【結果の記載例】

　Friedman検定の結果，mMRC息切れスケールには有意な群内変動が得られた（χ^2=11.706，df=2，P=0.003）．

条件を確認しよう

❶1要因に対して対応のある水準（群）が3つ以上ある場合でその差を比較したいときに用います．

❷各水準のデータで正規分布していないものがある場合やその他パラメトリックな手法が適応できない場合に用います．

❸データは連続変数で，間隔尺度，比率尺度，順序尺度が適応となります．

9 二元配置分散分析

①同時に検討したい要因が複数ある場合に，各要因による変動および要因同士の相互作用を検討する方法が多元配置分散分析 (multi way-ANOVA) です．例題のように要因が2つの場合は，二元配置分散分析 (two-way ANOVA) と呼ばれます．
②交互作用 (interaction) の結果の解釈が非常に重要になります (コラム p59 参照).
③正規分布として扱うことができる間隔・比率尺度に対して用いることができるパラメトリック検定です．
④二元配置分散分析に相当するノンパラメトリック検定は存在しないため，研究計画の段階で注意が必要です．

例 題

　A地域，B地域それぞれに在住する喫煙者と非喫煙者10人ずつに関して，肺活量（対標準値）に差があるか検討する．

地域	喫煙	対標準肺活量（%）	地域	喫煙	対標準肺活量（%）
A	なし	99	B	なし	120
A	なし	112	B	なし	115
A	なし	105	B	なし	101
A	なし	91	B	なし	95
A	なし	89	B	なし	109
A	なし	95	B	なし	89
A	なし	101	B	なし	108
A	なし	91	B	なし	91
A	なし	88	B	なし	111
A	なし	103	B	なし	103
A	あり	80	B	あり	98
A	あり	81	B	あり	110
A	あり	74	B	あり	106
A	あり	90	B	あり	90
A	あり	101	B	あり	85
A	あり	88	B	あり	93
A	あり	96	B	あり	99
A	あり	97	B	あり	87
A	あり	77	B	あり	100
A	あり	100	B	あり	80

①要因ごとの各水準が正規分布かを Shapiro-Wilk 検定で確認します．

	統計量 W	自由度	有意確率
A地域	0.977	20	0.885
B地域	0.984	20	0.975
非喫煙者	0.944	20	0.290
喫煙者	0.970	20	0.760

　Shapiro-Wilk 検定の結果，すべての水準で $P>0.05$ となり，正規分布として扱うことができます．

②各水準同士が等分散かを Levene 検定で確認します．

F値	自由度1	自由度2	有意確率
0.339	3	36	0.797

　Levene 検定の結果，$P>0.05$ となり水準同士の等分散性が仮定されました．二元配置分散分析を行うことができます．

③帰無仮説を「地域間および喫煙の有無で住民の対標準肺活量には差がない」と設定し，二元配置分散分析を行います．

	平方和	自由度	平均平方	F値	有意確率
要因変動（地域）	435.600	1	435.600	4.870	0.034
要因変動（喫煙）	846.400	1	846.400	9.463	0.004
交互作用（地域×喫煙）	0.400	1	0.400	0.004	0.947
誤差変動	3220.000	36	89.444		
修正総和	4502.400	39			

はじめに交互作用の結果を確認します．有意確率は0.947となり，$P>0.05$であったため要因同士の相互作用はみられませんでした．

次に，それぞれの要因による変動を確認します．地域間および喫煙の有無による変動の主効果はそれぞれ有意確率0.034と0.004となり，$P<0.05$であったため有意な差がみられました．したがって，帰無仮説は棄却され，地域および喫煙はそれぞれ肺活量に影響を与えていることがわかりました．

※交互作用が有意であった場合は，「地域Aの喫煙者」「地域Bの非喫煙者」というように4群（群数は，各要因の水準数によって異なります）に分割してそれぞれの差を検討します．

④結果の要約

結果から，地域および喫煙の有無による変動は独立であると考えられるため，要因ごとにそれぞれの平均値等を確認します．

	平均値	標準偏差	95% CI下限	95% CI上限
A地域	92.9	9.9	88.3	97.5
B地域	99.5	10.8	94.5	104.5
非喫煙者	100.8	9.6	96.3	105.3
喫煙者	91.6	10.0	86.9	96.3

平均値と標準偏差を確認すると，地域間ではA地域の肺活量が93±10％，B地域が99.5±11％，喫煙の有無では非喫煙者が101±10％，喫煙者が92±10％であり，A地域および喫煙者で肺活量が低いことがうかがえます．

⑤結論

地域および喫煙の有無による対標準肺活量の差を二元配置分散分析で検討しました．その結果，相互作用はみられず，地域および喫煙の有無が独立して影響を与えていることがわかりました．

【結果の記載例】

二元配置分散分析の結果，有意な交互作用は得られなかった（$F_{1,36}=0.004$，$P=0.947$）．地域による変動には有意な主効果がみられ，A地域で低値であった（$F_{1,36}=4.870$，$P=0.034$）．同様に，喫煙による変動にも有意な主効果がみられ，喫煙者で低値であった（$F_{1,36}=9.463$，$P=0.004$）．

条件を確認しよう

❶同時にその影響を検討したい要因が2つ以上存在するときに用います．

❷各水準のデータは正規分布として扱うことができる必要があります（パラメトリックな手法が適応できる）．

❸データは連続変数で，間隔尺度，比率尺度，一部の順序尺度が適応となります．

10 多重比較検定

①3つ以上の水準 (群) があり, どの水準間に差があるか明らかにする場合には多重比較検定を用います.

②3つ以上の水準がある場合に2つの水準間でstudentのt検定などを複数回繰り返して検定を行うと, 検定の多重性の問題 (p21参照) を生じてしまいます.

③Tukey法やBonferroni法など様々な方法が考案されており, それぞれの検定方法で適応できる条件 (正規性や等分散性など) や検出力が異なります.

例 題

高齢心不全患者, 高齢健常者, 若年健常者の各15人ずつに関して, 握力に差があるか検討する (p46～47「5. 一元配置分散分析」で用いたデータを解析します).

対象区分	握力 (kgf)	対象区分	握力 (kgf)	対象区分	握力 (kgf)
心不全	19	高齢者	25	若年者	35
心不全	20	高齢者	24	若年者	31
心不全	22	高齢者	18	若年者	28
心不全	24	高齢者	36	若年者	29
心不全	18	高齢者	27	若年者	37
心不全	21	高齢者	24	若年者	31
心不全	19	高齢者	18	若年者	29
心不全	27	高齢者	26	若年者	25
心不全	16	高齢者	21	若年者	38
心不全	22	高齢者	35	若年者	31
心不全	18	高齢者	31	若年者	35
心不全	20	高齢者	20	若年者	29
心不全	17	高齢者	24	若年者	21
心不全	18	高齢者	29	若年者	30
心不全	22	高齢者	20	若年者	23

①各水準が正規分布かをShapiro-Wilk検定で確認します.

Shapiro-Wilk検定の結果, すべての水準で$P>0.05$となり, 正規分布として扱うことができます.

	統計量 W	自由度	有意確率
心不全	0.945	15	0.455
高齢者	0.933	15	0.298
若年者	0.959	15	0.671

②各水準同士が等分散かLevene検定で確認します.

Levene検定の結果, $P>0.05$となり, 水準同士の等分散性が仮定されました.

F値	自由度1	自由度2	有意確率
2.223	2	42	0.121

③帰無仮説を「3つの対象群間で握力には差がない」と設定し，多重比較検定を行います．今回は，使用頻度の多いTukey法およびBonferroni法で検定します．

	平均値の差	標準誤差	有意確率	95% CI下限	95% CI上限
心不全-高齢者	−5.000	1.680	0.013	−9.083	−0.920
心不全-若年者	−9.933	1.680	0.000	−14.014	−5.853
高齢者-若年者	−4.933	1.680	0.015	−9.014	−0.853

Tukey法では，すべての組み合わせで$P<0.05$となり，握力に有意な差がみられました．

	平均値の差	標準誤差	有意確率	95% CI下限	95% CI上限
心不全-高齢者	−5.000	1.680	0.014	−9.188	−0.812
心不全-若年者	−9.933	1.680	0.000	−14.122	−5.745
高齢者-若年者	−4.933	1.680	0.016	−9.122	−0.745

Bonferroni法でも同様に，すべての組み合わせで$P<0.05$となり，握力に有意な差がみられました．

④結果の要約

	平均値	標準偏差	95% CI下限	95% CI上限
心不全	20.200	2.883	18.603	21.796
高齢者	25.200	5.634	22.080	28.320
若年者	30.133	4.838	27.454	32.813

一元配置分散分析のページで確認したように，心不全患者（20±3kgf），高齢者（25±6kgf），若年者（30±5kgf）の順で平均握力が低いことがうかがえます．多重比較検定では，これらの差が統計学的に有意な差であることが示されました．

⑤結論

高齢心不全患者，高齢健常者，若年健常者における握力の差を多重比較検定で検討しました．その結果，高齢心不全患者，高齢健常者，若年健常者の順で有意に低値なことがわかりました．

【結果の記載例】（Tukey法の場合）

多重比較検定（Tukey法）の結果，高齢心不全患者の握力は高齢健常者および若年健常者と比較して有意に低値であった（それぞれ$P=0.013$，$P<0.001$）．また，高齢健常者の握力は若年健常者と比較して有意に低値であった（$P=0.015$）．

条件を確認しよう

❶1要因に対して水準（群）が3つ以上ある場合でどの水準間に差があるか検定したいときに用います．

❷水準が3つ以上ある場合に単純にt検定などを繰り返して用いることはできません．

❸様々な方法があるが，それぞれ適応できる条件が異なります．

コラム 　多重比較検定の種類について

　リハビリテーションの分野で主に用いられる多重比較検定を紹介します．実際には，さらに多くの方法が考案されていますが，問題点を含むものも多いため使用には注意を要します．

①Tukey法
　TukeyのHSD検定とも呼ばれます．群間のすべての組み合わせを比較する方法で使用頻度の高いパラメトリック検定です．各水準が正規分布として扱うことができること，水準間の等分散性が仮定できること，各水準のサンプル数が同じことが適用条件となります．条件が揃わない場合には，以下の方法が代替法となります．
　　サンプル数が異なる→Tukey-Kramer法
　　等分散でない→Games-Howell法
　　ノンパラメトリック検定→Steel-Dwass法

②Scheffé法
　単純に2群の比較のみでなく，多群の平均値と対照群の平均値などあらゆる対比の検定に使用することができます．しかし，検出力には劣るため，単純な2群間の比較等には別の方法を用いることが推奨されます．正規分布と等分散性が仮定できることが条件となるパラメトリック検定です．

③Dunnett法
　比較する群の中に対照群がある場合に，対照群とその他の群の差をそれぞれ比較することができる検定です．正規分布と等分散性が仮定できることが条件となるパラメトリック検定です．また，群間の順位（優劣）をある程度予測可能な場合にはWilliams法を用いることができます．
　　各群の順位を仮定できる→Williams法
　　ノンパラメトリック法→Steel法またはDunn法

④Bonferroni法
　最も適用範囲の広い多重比較検定で，パラメトリックおよびノンパラメトリックの両方で使用可能です．Bonferroniの不等式に基づき，検定回数（n）で有意水準（α）を除す（α/n）ことで検定の多重性を回避する方法です．しかし，検定回数が多くなるほど保守的になるという欠点も存在します．この欠点を回避する方法として，Holm法やShaffer法が考案されています．また，対応のあるデータの多重比較を行う際には，基本的にBonferroni法に代表されるこれらの方法を用います．

参考文献

対馬栄輝：リハビリテーション分野の研究で用いられる統計手法．バイオメカニズム学会誌35(1)，67-75，2011．

コラム　交互作用について

　二元配置分散分析を行う際には"交互作用"について理解しておく必要があります。分析で取り上げた2つの要因がそれぞれ独立した結果を持たず，ある要因によって他方の要因の結果が影響を受ける場合を"交互作用がある"といいます。

　例えば，ある治療による検査値の違いを性別で比較する際には，治療前後による変化と性別による効果の違いという2つの要因が挙げられます。治療前後の比較が左図のようになれば，性別に関係なく検査値は上がっているので，独立した結果と解釈できます。しかし，右図のようになれば，検査値は男性・女性で共に上がっていますが女性でより多く上がっているので，治療の結果に性別による違いがみられたことになります。この場合，治療の結果は性別によって影響されているので，交互作用があると解釈されます。

　このようにグラフが交叉する，つまり交互作用がみられた場合には，それぞれの要因について個別に分析していく必要があります。

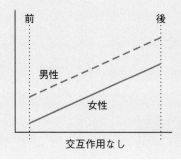

交互作用なし

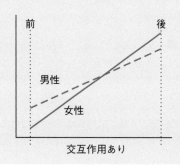

交互作用あり

11 χ²独立性の検定（2×2の分割表）

①2×2の分割表を検定したい場合に使用します.

②行・列に配置した要因が互いに独立しているのか, していないのかをみる検定で, χ²独立性の検定と呼ばれています.

③分割表のなかの期待度数5未満が全体の20%未満となる場合に用います.

例 題

A地区とB地区の高齢者を対象に, 過去1年間の転倒歴の有無を聴取した. A地区とB地区で転倒経験のある人数に差があるのかどうか比較した（例題のため年齢等の個人因子は考慮しないものとする）.

A地区では転倒歴ありが40人, 転倒歴なしが60人であった.

B地区では転倒歴ありが20人, 転倒歴なしが80人であった.

①下記のようにデータをまとめます.

No.	地区 (1="A地区", 2="B地区")	転倒歴 (1="あり", 2="なし")
1	1	1
2	1	1
3	1	1
4	1	1
5	1	1
⋮	⋮	⋮
41	1	2
⋮	⋮	⋮
200	2	2

名義尺度は統計ソフトで計算する際に数字に置き換えておく必要があります. 例題では地区の分類は"1"を"A地区", "2"を"B地区"と定義しており, 転倒歴は"1"を"転倒歴あり", "2"を"転倒歴なし"と定義して置き換えています.

②2×2の分割表を作成します.
観測度数（期待度数）で表しています.

	転倒歴		
	あり	なし	合計
A地区	40 (30)	60 (70)	100
B地区	20 (30)	80 (70)	100
合計	60	140	200

③期待度数を求めます.

　期待度数とは例題の場合, A地区とB地区との間に関係がないとした場合, どの程度の数値が予想 (期待) されるか, ということになります.

　対象者は合計200人で, 転倒歴ありが60人ということになり, 1年間に転倒してしまう割合は60/200＝0.3となります. したがって, 全体の3割が転倒歴ありと期待されるということになります. そして, A地区とB地区それぞれに着目すると, A地区では合計100人なので, そのうちの3割が転倒歴あり, と期待されると30人が転倒歴あり, 残りの70人が転倒歴なしと予測 (期待) されることになります. 同様にB地区の全体の人数もA地区と同様にたまたま100人なので30人が転倒歴あり, 70人が転倒歴なしと予測 (期待) されることになります. これで求められた値が期待度数となります. χ^2独立性の検定では実際に測定された値 (観測度数) とこの期待度数を比較し, 有意な差があるかどうかを検定します. 期待度数が5未満の項目が全体の20％以上ある場合はFisherの直接確率 (p62〜63参照) を用いて検定します.

④帰無仮説を「地区と転倒歴の関係は独立である (関連性はない)」と設定し, χ^2検定を行います.

χ^2検定			
	値	自由度	漸近有意確率 (両側)
Pearsonのχ^2	9.524	1	0.002

対称性による類似度			
		値	近似有意確率
名義と名義	ファイ	0.218	0.002

　χ^2検定の「Pearsonのχ^2」より有意確率0.002 ($P<0.05$) で有意差ありと判断します. その結果, 帰無仮説は棄却され, 地区の違いと転倒歴との間には関連性があるという結果になります. また, どの程度地区と転倒歴が関連しているかについては2×2のクロス集計表の場合は「ファイ (ϕ)」, それ以外 (l×mなど) では「CramerのV」によって, いわゆる効果量が示されます (ϕ係数の関連の強さ, 効果量の程度に関しては他の参考書を参照して下さい).

【結果の記載例】

　A地区とB地区における過去1年間の転倒歴を調査したところ, 地区によって転倒歴に違いがみられ, 転倒歴と居住地区は有意な関連があると判定された.

条件を確認しよう

❶ 2×2の分割表を検定したい場合はχ^2独立性の検定を用います.

❷ χ^2独立性の検定は分割表 (クロス表) など頻度や割合を比較する方法です.

❸ χ^2適合度検定と考え方は同様であり, 実際のデータ (観測度数) と理論上起こりうる値 (期待度数) が一致しているか検討します.

❹ χ^2独立性の検定で最も重要な項目は期待度数の大きさです. 期待度数5未満が全体の20％以上あるときはχ^2検定を用いることができず, Fisherの直接確率を使用します.

12 Fisherの直接確率

> ①データ数が少ない場合に使用可能で，2×2のχ²独立性の検定の欠点を補う方法とされています．
> ②観測度数が少ない場合や期待度数が5未満の場合に使用します．

例 題

A地区とB地区における転倒歴のある対象者で，さらに骨折をしていたかどうかを聴取した．A地区とB地区で骨折をした人数に差があるのかどうかを比較した．
A地区では骨折ありが2人，骨折なしが38人であった．
B地区では骨折ありが5人，骨折なしが15人であった．

①下記のようにデータをまとめます．

No.	地区 (1="A地区"，2="B地区")	骨折 (1="あり"，2="なし")
1	1	1
2	1	1
3	1	2
4	1	2
⋮	⋮	⋮
40	1	2
41	2	1
⋮	⋮	⋮
60	2	2

②χ²独立性の検定（p60〜61）と同様に2×2の分割表を作成し，期待度数を求めます．

	骨折あり	骨折なし	合計
A地区	2 (4.7)	38 (35.3)	40
B地区	5 (2.3)	15 (17.7)	20
合計	7	53	60

観測度数（期待度数）で表しています．

期待度数が5未満の要素が全体の20％以上含むため，通常のχ²検定は行えず，Fisherの直接確率を用いて検討します．SPSSではχ²検定を行う際に表示されます．

③帰無仮説を「地区と骨折の有無の関係は独立である（関連性はない）」と設定し，χ^2検定を行います.

　Fisherの直接確率は0.036（$P<0.005$）となり，有意差ありと判断されます.

【結果の記載例】

　A地区とB地区の転倒歴を有した者の骨折の有無を調査したところ，地区と骨折の有無に関連性がみられた.

χ^2検定					
	値	自由度	漸近有意確率（両側）	正確有意確率（両側）	正確有意確率（片側）
Pearsonのχ^2	5.175	1	0.023		
連続修正	3.416	1	0.065		
尤度比	4.853	1	0.028		
Fisherの直接法				0.036	0.036
線型と線型による連関	5.089	1	0.024		
有効なケースの数	60				

条件を確認しよう

以下のような条件に当てはまる場合，2×2の分割表のχ^2検定が使用できないためFisherの直接確率を使用します.

・観測度数の数が少ない（総数が20未満）
・期待度数5未満が分割表全体の20%以上

コラム　χ^2検定とFisherの直接確率

　χ^2検定とFisherの直接確率との違いは，χ^2検定では実際の2×2の分割表からχ^2値を求め，「χ^2分布表」との比較で有意確率を算出しているのに対し，Fisherの直接確率では，実際の2×2の分割表になる組み合わせの確率を直接計算して求めていることです.

13 McNemar 検定

① 「対応のある」分割表を検定する際に使用します.
② カテゴリーが2つまでしか対応しておらず，3つ以上ある場合はMcNemarの拡張検定を行います．詳細は他の参考書を参照して下さい.

例 題

　A地区の100人を対象に転倒予防の指導を行った．指導前の転倒歴と指導後1年間における転倒歴を同一被験者で比較検討した．指導前は転倒ありが40人，転倒なしが60人であったが，指導後は転倒ありが18人，転倒なしが59人となった．指導前転倒なかったが指導後に転倒ありとなった者は1人であった.

① 下記のようにデータをまとめます.

No.	指導前　転倒 (1="あり"，2="なし")	指導後　転倒 (1="あり"，2="なし")
1	1	1
2	1	1
3	1	2
4	1	2
⋮	⋮	⋮
40	1	2
41	2	1
⋮	⋮	⋮
100	2	2

② 分割表を作成します.

		指導後		
		転倒あり	転倒なし	合計
指導前	転倒あり	17	23	40
	転倒なし	1	59	60
合計		18	82	100

　今回の検討では同一被験者での検討となっており「対応のある」データとなっているため，通常のχ^2検定は行えません．「対応のある」データの場合はMcNemar検定を用います.

③帰無仮説を「指導前後で転倒歴は変化しなかった」と設定し，McNemar検定を行います．

χ^2検定				
	値	自由度	漸近有意確率（両側）	正確有意確率（両側）
Pearsonのχ^2	27.112	1	0.000	
McNemar検定				0.000

McNemar検定の結果$P<0.001$となり帰無仮説は棄却されます．

【結果の記載例】

　A地区における指導前後の転倒歴を比較した結果，指導前後で転倒歴に有意差が認められ，変化がみられた．指導後に転倒率は減少したと推測された．

■ **条件を確認しよう**

❶分割表であっても経時的な変化はχ^2検定を使用することができません．対応のある分割表の検定にはMcNemar検定を使用します．

❷リハビリテーション領域においては同一の対象に対しての介入前後での効果を比較する際に用いられます．

14 Mantel-Haenszel 検定

①関連する要因の影響を取り除き検定したい場合に使用します.
②χ^2検定の補正法としてとらえられます.

例題

　A地区とB地区の高齢者200人を対象に，過去1年間の転倒歴の有無を聴取した．A地区とB地区で転倒経験のある人数に差があるのかどうか比較した．今回は年齢の影響を加味し，それぞれ60〜69歳，70〜79歳，80〜89歳の3つの年代に分けた．

①下記のようにデータをまとめます.

No.	地区 (1="A地区", 2="B地区")	転倒歴 (1="あり", 2="なし")	年代 (1="60-69", 2="70-79", 3="80-89")
1	1	1	1
2	1	1	2
3	1	1	2
4	1	1	3
5	1	1	1
⋮	⋮	⋮	⋮
41	1	2	1
42	1	2	1
⋮	⋮	⋮	⋮
200	2	2	3

②分割表を作成します. 年代別に分類した分割表は以下のようになります.

		転倒歴あり	転倒歴なし	合計
60〜69	A地区	8	28	36
	B地区	4	40	44
	合計	12	68	80
70〜79	A地区	12	24	36
	B地区	6	28	34
	合計	18	52	70
80〜89	A地区	22	6	28
	B地区	10	12	22
	合計	32	18	50

③帰無仮説を「年代に関係なく，地区と転倒歴との間には関連性がない」と設定し，Mantel-Haenszelの検定を行います．

条件付独立の検定			
	χ^2	自由度	漸近有意確率（両側検定）
Cochran	10.202	1	0.001
Mantel-Haenszel	9.005	1	0.003

Mantel-Haenszelの共通オッズ比の推定値			
推定値			3.023
ln（推定値）			1.106
ln（推定値）の標準誤差			0.356
漸近有意確率（両側検定）			0.002
漸近95%信頼区間	共通オッズ比	下限	1.506
		上限	6.070
	ln（共通オッズ比）	下限	0.409
		上限	1.803

　結果から，有意確率が$P<0.001$であり，帰無仮説は棄却されます．年齢の因子を考量した場合でも地区によって転倒歴の差を有しているといえます．

　また，Mantel-Haenszel検定ではオッズ比が求められるため，例題では有意確率0.002（$P<0.005$）で共通オッズ比の推定値が3.023であり，「A地区の方がB地区と比較して3.023倍転倒しやすい」と解釈できます．

【結果の記載例】

　年齢の影響を考慮した場合，A地区の方がB地区と比較して転倒歴が高く，3.023倍転倒しやすいと推測された．

条件を確認しよう

❶χ^2検定の特殊系として，隠れた要因の影響を取り除いて検定を行いたい場合に用います．
❷例えば骨折の有無と転倒経験の関係を調べる際，年齢の要素が大きいと考えられます．この場合は年齢が解析の背後にある因子，交絡因子と呼ばれ，Mantel-Haenszel推定量を求め検定します．

コラム　交絡因子について

　ここの例題で示している年齢のような他の因子に影響を与えるものを交絡因子といいます．医療統計，医学研究では交絡因子が多数あります．例えば年齢や性別をはじめ既往歴や併存疾患など様々考慮すべき点が挙げられます．これらの因子を考慮した上で実際のデータにどのような変化があるかを突き詰める必要性があります．

15 χ^2独立性の検定（$l \times m$の分割表）

①2×2以上の分割を行っている際に使用します.
②考え方としては分散分析と似ており，それぞれの項目で比較する場合にはBonferroni法を用いて補正する必要があります.

例 題

　A地区，B地区，C地区において転倒恐怖感について聴取した. 質問の項目は転倒する恐怖感が「低い」「どちらでもない」「高い」の3つとした.
　転倒恐怖感に地域差があるのかどうか検討した.

①データのまとめ方，名義尺度のデータの振り分けはMantel-Haenszel検定（p66〜67）を参照にして下さい.

　回答をまとめた分割表は以下のようになります.

	転倒恐怖感			
	低い	どちらでもない	高い	合計
A地区	36	42	22	100
B地区	18	64	18	100
C地区	20	48	12	80
合計	74	154	52	280

②帰無仮説を「地区と質問の回答はそれぞれ独立である（関連性がない＝回答がすべて等しい）」と設定し，χ^2検定を行います.

χ^2検定			
	値	自由度	漸近有意確率（両側）
Pearsonのχ^2	12.325	4	0.015
尤度比	12.507	4	0.014
線型と線型による連関	0.247	1	0.619
有効なケースの数	280		

今回の検定では2×2の分割表より分割数が多いため，効果量はφではなくCramerのVを用います.

対称性による類似度		
	値	近似有意確率
名義と名義　　CramerのV	.148	.015

以上から有意確率0.015（$P<0.005$）であるため有意差ありと判断します．ここまでの検定では帰無仮説が棄却されたため「3地区それぞれと質問の回答に関連性がある＝3地区の質問の回答はすべて等しいというわけではない」ということがわかります．しかし，具体的にどの要因に関連性があるかを明らかにするには残差分析を用いる必要があります．残差分析の解析については他の参考書を参照して下さい.

【結果の記載例】
　A地区，B地区，C地区の転倒恐怖感はそれぞれ異なることが推測された.

条件を確認しよう

❶適応は前述した2×2の分割表と同様で，観察度数と期待度数の差の和がχ^2分布に従うことを利用します．つまり実測値と期待値が一致しているか検討します.
❷2×2以上の分割を行っている場合に使用します.

16 χ^2適合度検定

> ①1つの項目に対する分類を検定したい場合に使用します.
> ②各分類の度数に差や偏りがあるかどうかを明確にする際に使用します.

例題

　転倒歴のある100人に対して転倒恐怖感を聴取した. 回答は転倒の恐怖感が「低い」「中等度」「高い」の3項目とした.「低い」が21人,「中等度」が28人,「高い」が51人であった. 転倒歴のある方の転倒恐怖感に差があるかどうかを検討した.

①下記のように分割表を作成します.

	転倒恐怖感			
	低い	中等度	高い	合計
観測度数	21	28	51	100
期待度数	33.3	33.3	33.3	100

　ここでは期待度数はすべて平等な回答という前提でそれぞれ1/3ずつの割合として計算しています.
　χ^2適合度検定では観測度数が期待度数と一致しているかどうかを検定しています.

②帰無仮説を「転倒恐怖感の回答の分布はランダム化された分布(それぞれ1/3の確率)と一致する」と設定し, χ^2適合度検定を行います.

検定統計量	
χ^2	14.78
自由度	2
漸近有意確率	0.001

　χ^2適合度検定の結果から, 有意差ありと判断できます. したがって帰無仮説は棄却され, 転倒歴のある人の転倒恐怖感は一様ではなく異なると推測されます.

【結果の記載例】
　転倒歴のある100人の転倒恐怖感は[低い]が21人, [中等度]が28人, [高い]が51人であり, 回答に差があると推測された.

条件を確認しよう

❶ χ^2適合度検定は，一つの項目で分類された観察度数と期待度数のズレが有意に大きいか調べる方法です．

❷基本的にアンケートなど名義尺度のデータに使用されます．

コラム 適合度検定

　適合度検定では，実際の値（観測度数）が予想される値（期待度数）と一致するかどうかの検定となります．今回の例題では，回答が3項目（自由度が2）であり，それぞれの確率が1/3となるため期待度数がすべて同じになります．結果では回答はそれぞれ一様ではない＝回答に偏りがあるということになります．もともと，一般的な分布が決められているものに関しては期待度数が異なるため，その割合を考慮して検定する必要があります．例：人口分布，血液型分布，疾患の発生率など．

17 相 関

① 相関はある2つの変数の間に関連があるかどうかを探る方法であり，原因と結果の区別はありません．
② 相関を探る変数を選ぶ際は，理論的に関連が予測される変数を選ぶことが重要です．
③ 例えば「高カロリー食と体脂肪率には関連があるか」を問うのが相関分析であり，「高カロリー食は体脂肪にどう影響するのか？」ということはわかりません．

例 題

　健常高齢者において，最大等尺性膝伸展筋力（QF）は動的なバランスにも関連することが知られている．そこで，地域在住の健常高齢者59人を対象に，QFと動的なバランスの指標であるTimed up and go test（TUG）の関連の強さを検討した．

No	QF (kg)	TUG (秒)
1	46	4.69
2	43	5.32
3	24	6.04
4	36	6.05
5	30	4.46
6	31	6.06
7	31	5.06
8	27	5.17
9	20	6.41
51	22	5.95
52	25	5.21
53	28	4.52
54	26	5.11
55	18	5.75
56	17	7.12
57	14	7.76
58	41	4.71
59	44	4.65

① データは正規分布か否か，外れ値はないかを確認します．

　QFとTUGのデータのばらつきは，見かけ上正規分布に従っている様子であり，正規性の検定においてもどちらも $P>0.05$ と正規分布として扱うことができることが示されました．また，TUGとQFの散布図を作成し，外れ値がないかどうかも視覚的に確認しておきます．

②データが両者とも正規分布として扱えますので，Pearsonの積立相関係数（r）を用いて関連を検討します．

　帰無仮説を「QFとTUG間のrは0である」とします．検定の結果，r＝−0.628，P＜0.001となり，帰無仮説は棄却されました．rの95％信頼区間（95％ CI）は−0.762〜−0.443となりました．

【結果の記載例】
　相関分析の結果，QFとTUGとの間に有意な負の相関関係（r＝−0.628，95％ CI＝−0.762〜−0.443，P＜0.001）が認められた．

条件を確認しよう

❶2つの変数の間に，どのくらい強い関係があるかを数量化します．
❷関係の強さは，相関係数を確認します．
❸単純な相関分析の結果のみから，変数間の因果関係について推測することは困難です．

コラム　相関分析におけるP値

　しばしば，「（AとB）の相関はP＜0.001で，（AとC）の相関はP＝0.048であった．よって，（AとB）の方が，（AとC）よりも強い相関関係にある」というように，P値の大小で相関の強さを解釈している発表や報告を見かけますが，これは誤った解釈です．1章でも述べましたが，相関関係の強さは相関係数で判断する必要があります．例えば，相関係数r＝0.2：P＜0.001であれば，関連性が低いが結果の確実性は高いことを示し，r＝0.8：P＝0.048であれば，関連性が高いが結果の確実性は低いことを示します．

　また，「（BとC）の関係はP≧0.05と有意な相関を認めなかった．よって（BとC）には『関連性がない』」などと断定的な解釈をする場合を見かけることがありますが，これも問題があります．相関検定において，「統計的に有意でない」ことは，「関係がない」ことではありません．相関検定は「相関係数が0である」という帰無仮説を棄却するために行いますが，この帰無仮説を棄却できないからといって「関連性がない」とはいうことができません．あくまでも，利用した統計モデル（「相関係数が0である」という帰無仮説を含む）が正しいことが前提で，「本当は相関係数が0なのに，今回の検定で認められた相関係数かそれ以上の相関係数が得られる確率」が5％以上であるということを示しています．加えて，本項で扱う相関検定は2つの変数の関係に影響を与えうる因子の影響を一切考慮しておらず，その他の因子の影響を考慮した場合に結果が大きく変わる可能性があります．よって，「有意な相関関係は見出しえなかった」などの表現が無難です．

18 重回帰分析

① 2つ以上の説明変数を用いて目的変数を予測するまたは，2つ以上の説明変数と目的変数の関連を検討する目的で行います．
② 解析を行う前に，先行研究をふまえて医学的，理論的に考えて妥当な説明変数を選択しておく必要があります．
③ 回帰式に投入した説明変数の中でどの変数が目的変数に強く影響するかは，標準化偏回帰係数をみることで確認することができます．
④ 説明変数に「年齢」や「性別」などの交絡因子を加えることで，投入した交絡因子の影響を調整することができます．

例　題

　相関分析の例題では，単純に①TUG（秒）と②QF（kg）の関係を検討した．しかし，両者の関係は③年齢（歳）や④性別（男性1，女性0），⑤身長（cm），⑥体重（kg）の影響を受ける可能性がある．そこで，目的変数をTUG，説明変数をQFと年齢，性別，身長，体重とし，年齢と性別，身長，体重の影響を考慮した上で，QFがTUGにどの程度影響するかを検討した．

No	①	②	③	④	⑤	⑥
1	4.69	46	71	1	161.3	61.8
2	5.32	43	74	1	159.5	60.5
3	6.04	24	77	1	159.1	56.1
4	6.05	36	74	0	151.0	48.6
5	4.46	30	81	1	170.9	66.4
6	6.06	31	80	0	154.4	58.8
7	5.06	31	81	1	167.4	66.3
8	5.17	27	78	0	147.2	51.6
9	6.41	20	75	0	143.4	40.6
10	4.21	40	82	1	163.2	63.5
11	4.54	33	70	1	172.6	68.8
12	5.36	22	74	0	145.5	49.7
45	4.46	40	71	0	150.5	63.1
46	5.00	31	65	1	166.0	60.6
47	5.28	34	83	0	157.5	62.0
48	5.47	16	74	0	152.4	45.5
49	5.97	16	88	1	149.7	41.5
50	5.87	18	67	0	151.5	53.4
51	5.95	22	76	0	149.4	48.6
52	5.21	25	74	0	154.4	60.6
53	4.52	28	66	0	148.0	51.4
54	5.11	26	64	0	155.0	59.8
55	5.75	18	62	0	157.0	52.7
56	7.12	17	82	0	144.6	39.6
57	7.76	14	72	1	160.0	62.2
58	4.71	41	78	1	173.1	65.8
59	4.65	44	80	1	167.6	72.0

① 目的変数 (TUG) は正規分布か否かを確認します．
　前項と同様に，TUGを正規分布として扱います．

② 帰無仮説を「求めた重回帰式は予測に役立たない」とします．今回は，すべての説明変数が回帰モデルに組み込まれるよう，強制投入法を用いて検討することとしました（変数の選択に関する詳細は他の参考書を参照して下さい）．

　はじめに，自由度調整済み決定係数（調整済みR^2）を確認します．調整済みR^2は得られた回帰式によって目的変数のばらつきが何%ほど予測できるか（回帰式の当てはまりの良さ）を表します（R^2は目的変数が多いほど高い値を示してしまうため，目的変数の数（≒自由度）の影響を補正した標準化R^2を示すことが望ましいとされています）．今回は標準化$R^2 = 0.530$ですので，回帰式によってTUGのばらつきの53%が説明可能であると解釈できます．

R	R^2	調整済みR^2
0.755	0.570	0.530

次に，得られた回帰式が予測に役立つかどうかを確認します．分散分析の結果を確認すると，F値は14.057，$P<0.001$であり，得られた回帰式はTUGの予測に有用であることが示されました（この結果が有意でない場合，得られた回帰式は目的変数の予測に役立たないことを示しますので，解析は終了になります）．

モデル	平方和	自由度	平均平方	F値	有意確率
回帰	44.625	5	8.925	14.057	0.000
残差	33.650	53	0.635		
合計	78.275	58			

③目的変数に対する個々の説明変数の影響度を確認します．

目的変数に対する個々の説明変数の影響度は標準化偏回帰係数（β）とP値を確認します．QFのβは-0.626，$P<0.001$であり，年齢，性別，身長，体重の影響を調整しても，QFはTUGに有意な影響を与え，その影響度は説明変数の中で一番高いことが示されました．また，その他の説明変数の影響度を確認してみると，性別以外はすべて$P<0.05$であり，TUGの結果にそれぞれが独立して影響を与えることが示されました．

モデル	標準化されていない係数		標準化係数	T値	有意確率	共線性の統計量	
	B	標準誤差	β			許容度	VIF
（定数）	12.718	3.941		3.227	0.002		
QF	−0.075	0.014	−0.626	−5.275	0.000	0.575	1.739
年齢	0.044	0.016	0.257	2.727	0.009	0.912	1.096
性別	0.333	0.373	0.133	0.895	0.375	0.365	2.737
身長	−0.072	0.026	−0.473	−2.749	0.008	0.274	3.646
体重	0.050	0.021	0.332	2.446	0.018	0.441	2.270

【結果の記載例】

重回帰分析の結果，有意な回帰式が得られた（調整済み$R^2=0.530$，$F=14.057$，$P<0.001$）．年齢，性別，身長，体重の影響を考慮しても，QFはTUGに有意な影響を与えていた（$\beta=-0.626$，$P<0.001$）．

条件を確認しよう

❶目的変数は，正規分布として扱える連続変数とします．

❷説明変数は目的変数に関連すると医学的，理論的に説明できる変数を用います．

❸サンプル数は，最低でも説明変数×10程度は必要とされています．使用する説明変数をよく吟味して下さい．

❹結果はあくまでも，用いた説明変数で目的変数を予測または，目的変数に関連する変数を検討したものであり，回帰式に含まれない変数の影響は一切考慮していません．よって，結果はあくまでも参考程度に用いることが勧められています．

19 多変量ロジスティック回帰分析

①目的変数は，2値（「ある/なし」など）のデータのみではなく，3値以上（例：BMIで「低体重/普通体重/肥満」など）のデータを用いることも可能です．

②解析を行う前に，先行研究をふまえて医学的，理論的に考えて妥当な説明変数を選択しておく必要があります．

③オッズ比（Odds）が求められるのが特徴です．

④モデルの適合性は，尤度比検定（χ^2値）で確認します．

例 題

No	①	②	③	④
1	1	61	18.6	2
2	1	71	89.4	1
3	1	62	72.4	1
4	1	73	60.9	1
5	1	70	44.8	1
96	0	76	33.1	3
97	0	68	28.5	2
98	1	80	46.0	2
99	0	81	33.1	3

COPDでは，6分間歩行距離（6MWD）が350mを下回ると死亡のリスクが増加するとされている．そこで，男性COPD患者99人を対象に，目的変数を①6MWD（350m以上：0，350m未満：1），説明変数を②年齢（歳），③対標準1秒量（%FEV$_1$）（%predicted），④修正Medical Research Council scale（修正MRC）（Grade 0-4）とした多変量ロジスティック回帰分析を行い，COPDの6MWD低下に関連する因子を検討した．6MWD<350mの対象者数は30人であった．

①尤度比検定（χ^2値）の結果から，得られた回帰式が統計学的に有意かどうかを確認します（「モデル」の部分）．

モデル係数のオムニバス検定

		χ^2	自由度	有意確率
	ステップ	39.580	3	0.000
ステップ1	ブロック	39.580	3	0.000
	モデル	39.580	3	0.000

モデル要約

ステップ	－2対数尤度	Cox-Snell R^2	Nagelkerke R^2
1	81.875	0.330	0.466

$P<0.001$ですので，得られた回帰式は統計学的には有意であると判断できます．擬似R^{2}の数値は重回帰分析における決定係数（R^2）と同様の意味を示します（「Cox-Snell R^2」または「Nagelkerke R^2」の部分）．

②個々の説明因子の影響度を確認します．

方程式中の変数の欄を確認し，個々の説明変数がどのように目的変数に影響を与えるかを確認します．

方程式中の変数

		B	標準誤差	Wald	自由度	有意確率	Exp (B)	Exp (B) の 95% 信頼区間	
								下限	上限
ステップ1	②	0.187	0.056	11.219	1	0.001	1.206	1.081	1.345
	③	-0.019	0.012	2.289	1	0.130	0.982	0.958	1.006
	④	1.085	0.314	11.905	1	0.001	2.960	1.598	5.482
	定数	-16.272	4.347	14.009	1	0.000	0.000		

　Bは回帰式を作成する時の係数を示します．Exp (B) はオッズ比であり，見込みの程度を示します．Exp (B) の95%信頼区間 (95% CI) が1.0を挟まない場合，その説明変数が目的変数に統計学的に有意に関連することを示します．

　今回の解析では6MWD＝0 (350m以上) を参照としています．結果から，年齢と修正MRCが，6MWDの低下 (＜350m) に統計学的に有意に関連することが示されました．オッズ比は他の目的変数が一定であるという仮定のもとで，該当の目的変数が1単位変化したときに，オッズがどの程度変化するかを表します．例えば，修正MRCが1増えると6MWD＜350mとなるオッズが2.960倍になることを示します (「修正MRCがx増えた場合，オッズは2.960^x倍」という形で計算します)．

【結果の記載例】

　多変量ロジスティック回帰分析の結果，有意な回帰式が得られた (χ^2＝39.580, P＜0.001)．6MWDの低下には，年齢 (オッズ比 [95%CI] ＝1.206 [1.081, 1.345]) と修正MRC (2.960 [1.598, 5.482]) が有意に関連していた．

条件を確認しよう

❶ 説明変数では，尺度の種類の制限はありません．説明変数の数はイベントあり・なしの少ない方の数 (本稿では6MWD＜350m) の1/10までとされています．

❷ 交絡の調整は解析の目的が因果推論の場合は必須ですが，予測の場合は不要です．

❸ 本項では横断的なデータを用いていますが，縦断的なデータの解析に用いられることが多いです．

コラム　オッズ比とリスク比

　オッズ比と相対危険度 (リスク比) を混同している場面が多く見られますが，これらは異なる指標です．オッズ比とリスク比が近い値となるのは，イベント (本項の例題では6MWD＜350m) の発症・有病率が低い場合です．イベントの発症・有病率が高い場合，オッズ比はリスク比よりも高くなり，過大解釈につながりやすいことに注意が必要です．

コラム　多変量解析での多重共線性，独立変数の項目数について

　重回帰分析やロジスティック回帰分析などの多変量解析において，変数を選択する際，関連性の高い独立変数（説明変数）が存在すると，解析上の計算が不安定となります．さらに，モデルの信頼性が低くなり，回帰式の精度が悪くなります．このような現象を多重共線性（またはマルチコ現象）といいます．多重共線性が起こりやすい条件として，①独立変数相互の相関係数が$r = 0.95$など「± 1」に近いものが含まれること．②独立変数の個数がサンプルサイズに比べて大きいことなどがあげられます．異常値が存在し，かつ強い相関を認める（例えばBarthel IndexとFIM運動項目など）ようであれば，どちらか一方の独立変数の除外を検討して再度解析を行わなければなりません．

　解決のヒントとしてSPSS®では分散拡大要因（VIF）を算出でき，VIFが10以上であれば除外を検討しましょう．またPLS（部分的最小2乗）回帰分析または主成分分析，正準相関分析を事前使用します．これらの分析法を利用することで，予測変数の数を減らし，より小さい一連の成分にまとめます．これらがない場合，相関係数が$r = 0.95$など高い結果となった際，その中身を吟味し除外・集約を検討しましょう．

　サンプルサイズに関しては，第3章「重回帰分析」（p74〜75）にもあるように，選んだ独立変数数の10倍以上（理想は30倍）あると良いとされます．換言すれば60人程度の対象例だと独立変数は5〜6項目以下という数に絞ります．データ測定前に計画しておくことが望ましいです．

　級内相関係数ICCと繰り返す測定回数について

　測定の信頼性といえば，まずは検者内・検者間信頼性です．代表的係数がICC（Intraclass Correlation Coefficient）であり，ノンパラメトリックではカッパ係数が用いられます．ここでは，ICCについて述べていきます．ICCは，正規分布に従う比率・間隔尺度のデータに使用します．ICCは0〜1の範囲をとり，1に近づくほど信頼性が高くなります．ICCには様々なタイプがありますが，多くの統計ソフトで良く用いられるものには，大きく3つの公式があります．

①ICC（1，1）：複数の被検者を対象として，1人の検者が2回以上繰り返し測定したときの信頼性，いわば検者内信頼性をみるためにはICC（1，1）もしくはICC（1，k）を用います．
　＊kは複数回測定した平均値で適用します．

②ICC（2，1）：複数の被検者を対象として，2名以上の検者が1回ずつ測定したときの信頼性，つまり検者間信頼性を知るためにICC（2，1）もしくはICC（2，k）を用います．

③ICC（3，1）：これは，検者間信頼性を知るという目的では絶対性一致を調べるICC（2，1）とほぼ同様です．測定の精度というよりは，整合性や相対性一致を確かめるもので，医学の領域では使用することは少ないと思われます．
　信頼性の高さは，0.7〜0.8程度と言われますが，測定の標準誤差（standard error of measurement；SEM）も参考にすると良いです．ICCが高く，SEMが低いのが理想です．
　なお，ICCは1回の測定での高さを示します．臨床では測定を繰り返すことで，精度が上がることがあります．何回繰り返すか求めたいときは，Spearman-Brownの公式を用いると便利です．公式は，$k = (\rho_1(1-\rho_2))/(\rho_2(1-\rho_1))$を用います．ここで，$\rho_1$は期待するICCの値，$\rho_2$は実際に求められたICC値となります．

　介入効果を判定する際には，「統計学的に有意な差があるかどうか」だけではなく，「その差が臨床的に有意な差であるかどうか」ということを判断することが重要になります．この臨床的に有意な差であるかどうかを判断する一つの指標として「臨床的に意味のある最小の変化量」がしばしば用いられます．これは，英語では様々な表現があり，Minimal Clinically Important Difference（MCID）やMinimal Clinically Significant Difference（MCSD），Minimal Important Difference（MID）などと表現されます．本コラムではこれをMCIDとして表現します．

　MCIDの算出方法には主に以下の3つがあります．

①アンカーに基づく方法（Anchor-based methods）

　MCIDを検討したい指標をAとします．検討には，複数の評価指標をアンカーとして用います．アンカーは客観的な指標，主観的な指標のどちらでも構いません．アンカーを用いてMCIDを推定する方法も複数ありますが，最も一般的な方法は"Within-patients" score change法です．この方法では，そのアンカーの変化量によって対象者を「変化なし」，「小さなポジティブな変化があった人」，「大きなポジティブな変化があった人」，「小さなネガティブな変化があった人」，「大きなネガティブな変化があった人」などのいくつかの群に分けます．小さなポジティブな変化の判断基準は1〜20%とする報告や，10%より大きい，20%より大きい場合など様々です．

　この中で小さなポジティブな変化があった人を抽出し，その際の指標Aの変化量をMCIDとして算出します．複数のアンカーから算出したMCIDを総合的に判断して指標AのMCIDを決定します．また，アンカーのMCIDが明らかにされている場合は，そのMCIDを超えた人を抽出し，同じ要領で指標AのMCIDを算出する報告も多くみられます．その他にも，例えばアンカーが「変化しなかった人」と「変化した人」を抽出し，それぞれの群の指標Aの変化量の差をとることでMCIDを推定する"Between-patients" score change法や，ROC分析を用いる方法などが用いられます．

②臨床試験の結果に基づく方法（Previous clinical trial experience）

　指標Aをアウトカムとして用いている無作為化比較試験やシステマティックレビューにおける指標Aの変化量をMCIDとして採用する方法もあります．

③分布に基づく方法（Distribution-based methods）

　測定値の誤差を利用して，その誤差が生じ得る範囲を算出します．その誤差を変化量が超えた場合に，測定誤差の範囲を超えた変化（≒臨床的に有意な差）と判断する方法もあります．

　このような方法で算出されたMCIDは，個々の対象者における介入効果が，臨床的に有意であったかを判断する際に非常に有用な指標となり得ます．ただし，上述の通りMCIDには様々な算出方法があり，研究方法の違いによって数値が変動することが十分あり得ます．そのため，自分が参照するMCIDがどのように検証されたのかを注意深く確認する必要があります．例えば，アンカーに基づく方法を用いて決定されたMCIDを利用する場合には，その研究の対象者の特性（年齢や性別，疾患，重症度など）や介入内容（介入内容や介入期間，介入頻度），アンカーの種

類（主観的な健康観や健康関連QOL，運動耐容能，予後など），解析方法（小さなポジティブな変化の判断基準など）を確認する必要があります．したがって，MCIDはとても便利な指標ではありますが，自分の研究結果や介入結果が「臨床的に有意な差があった」と判断する前に，参照する論文の研究方法をしっかりと確認し，妥当なMCIDであるかを判断してから用いる癖をつけることが重要です．また，MCIDは集団の治療効果ではなく，個人の治療効果の判定に用いるための指標です．したがって，論文を読む・書く際には，「治療群と対照群の平均値差がMCIDを超えているから，この治療は臨床的にも意味がありそうだ」という解釈ではなく，「治療群と対照群のそれぞれでMCIDを超えている人の割合は〇％と△％であるから，この治療は臨床的にも意味がありそうだ」と解釈する事が望ましいとされています．

　MCIDの概念や算出方法に関しては以下の文献に詳しく記載されていますので，算出方法の詳細を一度ご確認いただくことをお勧めします．

文献

Copay AG, et al. : Understanding the minimum clinically important difference : a review of concepts and methods. Spine J, 7 : 541-546, 2007.
Revicki D, et al : Recommended methods for determining responsiveness and minimally important differences for patient-reported outcomes. J Clin Epidemiol, 61 (2) : 102-109, 2008.

第4章

疫学・EBM理解のためのキーワード

　近年,「EBM」という言葉が頻繁に聞かれるようになってきています. これは Evidence-Based Medicineの略で, 直訳すると"根拠に基づく医療"ということです. EBMは, 臨床疫学の基礎となることはもちろん, リハビリテーション医療においては, 研究発表や論文の理解のためにも欠かせないものとなっています. さらに最近では, 国家試験においても取り上げられるようになり, 教育現場での対応も重要視されてきています. 本章では, EBMを理解する上で必要と思われるキーワードを取り挙げて解説します.

1 診断・検査

1 感度・特異度

感度とは疾患のある人の中で検査が陽性である確率で，**特異度**とは疾患がない人の中で検査も陰性である確率をいいます（**表1**）.

2 尤度比

尤度比とは「疾病を有する人がその検査結果となる確率」が「疾病を有さない人がその検査結果となる確率」の何倍であるかを示すものです．**陽性尤度比**とは，「疾病を有する人が検査で陽性と診断される確率」が「疾病を有さない人が検査で陽性と診断される確率」と比べて何倍かを示すもので，**陰性尤度比**とは「疾病を有する人が検査で陰性と診断される確率」が「疾病を有さない人が検査で陰性と診断される確率」と比べて何倍かを示すものです（**表1**）.

		疾患	
		あり	なし
検査	陽性	真陽性 (a)	偽陽性 (b)
	陰性	偽陰性 (c)	真陰性 (d)

表1 2×2の表
感度 Sensitivity (Se) ＝a/a＋c
特異度 Specificity (Sp) ＝d/b＋d
偽陽性率＝b/b＋d
偽陰性率＝c/a＋c
陽性尤度比 Likelihood ratio for a positive finding (LR＋)
　　　　＝感度/偽陽性率＝[a/(a＋c)]/[b/(b＋d)]
陰性尤度比 Likelihood ratio for a negative finding (LR－)
　　　　＝偽陰性率/特異度＝[c/(a＋c)]/[d/(b＋d)]

3 カットオフ値

カットオフ値とは，病気の診断を目的として設定する値といえます．健常群と疾患群が完全に分離できれば，このカットオフ値を両者の中間に取ることで偽陽性（引っ掛けすぎ）や偽陰性（見逃し）が出ることはありませんが，ほとんどの場合は両群には重なりがあります．よって，この重なりの範囲のどこかにカットオフ値を設定することになります（**図1**）．一般に，カットオフ値を正常側にしすぎると引っ掛けすぎとなり，反対にカットオフ値を異常側にしすぎると，見逃しが増えることになります．つまり，**図1**であればカットオフ値を左側にずらすと感度が100％，特異度が0％に近づき，逆に右に移動していく

と特異度が100％，感度が0％に近づくことになります．よって，感度と特異度は両方とも同時に最適にすることのできない，トレードオフといわれる均衡の関係にあります．そこで，次に述べるROC曲線が最適のカットオフ値の位置を決定する際の参考として用いられます．

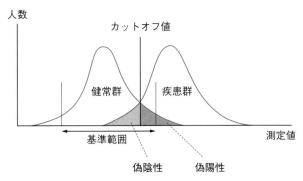

図1 カットオフ値の設定

4 ROC曲線

　ROC曲線とは，Receiver Operating Characteristic 曲線の略で，偽陽性率（1－特異度）を横軸に，感度を縦軸にとってプロットしたものです（**図2**）．感度100％，特異度0％の①から，感度0％，特異度100％の③までの曲線が描かれます．対角線の直線は，まったく識別能力がないときのROC曲線に相当し，左上を通るほどスクリーニングとしての有効性は高く，識別能力が高い曲線ということになります．最も左上の点は偽陽性率0で，感度1ということになりますが，現実にそうなることはまずあり得ません．一般的なカットオフ値としては，この曲線に接する45度右上がりの直線との接点，いわゆるROC曲線の"肩"の部分となりますが，機械的に最適点を決めるのではなく，患者を見逃すこと（感度の低さ）や健康者を陽性と判定してしまうこと（特異度の低さ）を考慮することが必要となります．

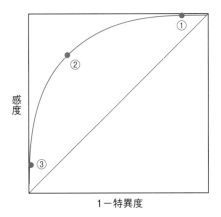

図2 ROC曲線

2 リスク・予後

1 コホート研究

　コホート研究とは，「何らかの共通するものがある最初の対象者集団を一定期間にわたって追跡して，どのような結果が生じるかを観察する研究」をいいます．つまり，ある時点で何らかの共通するものがある研究対象を集めて，その人たちを追跡調査するスタイルの前向き研究（prospective study）であり，追跡している対象者集団をコホートと呼びます．

　コホート研究は，あるリスクに対する曝露群と非曝露群の2群に分け，疾患に罹患する比率について，それぞれの群で一定期間経過観察します．多くの場合は，現時点でのコホートを集め，将来に向かって追跡調査する「前向きコホート研究」ですが，コホートを診療録など過去の記録に基づいて設定し，その時点から現在に向かって追跡調査する「後向き研究（または既往コホート研究）」もあります（**図3**）[3]．コホート研究は，発生率を直接に求めることができる唯一の方法となります．

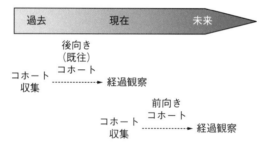

図3　前向きコホート研究と後向きコホート研究
（Robert H.Fletcher, Suzanne W.Fletcher/福井次矢
（訳）：臨床疫学-EBM実践のための必須知識．第2版，
p85，メディカル・サイエンス・インターナショナル，
2006）

2 絶対危険度・寄与危険度・相対危険度（表2）

　絶対危険度とは，研究対象集団におけるイベントの起こる確率で，その値は発生率と同じ意味です．**寄与危険度**とは，曝露が疾患にどのくらい寄与しているかをみるもので，曝露群の発生率（絶対危険度）－非曝露群の発生率（絶対危険度）で表され，**リスク差**ともいわれます．**相対危険度**とは，曝露群が非曝露群に比べて何倍疾患にかかりやすいかを示すもので，$\dfrac{曝露群の発生率（絶対危険度）}{非曝露群の発生率（絶対危険度）}$で計算でき，**リスク比**ともいわれます．

絶対危険度＝発生率＝ある一定期間における新規発症数/その群の人数
寄与危険度＝リスク差＝曝露群の発生率（絶対危険度）－非曝露群の発生率（絶対危険度）
相対危険度＝リスク比＝曝露群の発生率（絶対危険度）/非曝露群の発生率（絶対危険度）

表2　リスクの表現

3　症例対照研究

　ある疾病に罹患した集団（症例）と罹患していない集団（対照）に分けて，調べたい危険因子の曝露状況について過去に向かって調査することを**症例対照研究（ケースコントロール研究）**といいます．症例対照研究は，ある疾病の症例群を出発点としており，すべての事象がすでに起こってしまった過去のことを解析することになるので後向き研究（retrospective study）となります．先に述べた後向きコホート研究は，要因分類をいったん後ろ（過去）で研究しますが，あくまでも前向きに（未来に向かって）追跡調査していくので，この症例対照研究とは混同しないようにしなければなりません．

4　オッズ比

　症例対照研究のリスクの計算は，疾病群の曝露率と対照群の曝露率の比である**オッズ比**で表すことができます．**図4**にコホート研究と症例対照研究のそれぞれのリスクの計算法を示します．症例群において，曝露の頻度が高いとオッズ比は1を超えリスクがあることになり，逆に曝露の頻度が低い場合はオッズ比が1以下となりリスクは低くなります．このようにオッズ比とコホート研究から得られる相対危険度とは，伝える情報が近似しています．

	症例	非症例	計
曝露	a	b	a+b
非曝露	c	d	c+d
計	a+c	b+d	

コホート研究

相対危険度（リスク比）
$$= \frac{a/(a+b)}{c/(c+d)}$$

症例対照研究

オッズ比 $= \dfrac{\dfrac{a/(a+c)}{c/(a+c)}}{\dfrac{b/(b+d)}{d/(b+d)}} = \dfrac{a/c}{b/d} = \dfrac{ad}{bc}$

図4　コホート研究にもとづく相対危険度と症例対照研究にもとづくオッズ比

5 生存曲線

　コホートから得られたデータを有効に用いるために**生存分析**（Kaplan-Meier分析）という方法が開発されました．**生存曲線**のY軸には観測期間中の生存率で，X軸は観察を始めてからの時間をとり，全症例のうちで生存しているものの割合を時間軸に対して表した図です（**図5**）．なお，生存分析は人が死亡するまでの時間だけに限定したものではなく，症状の発現，リハビリテーションの終了，退院など，ある現象が発生するまでの時間を調査するために用いられます．

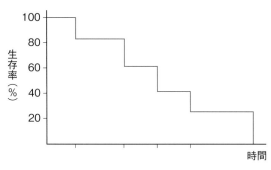

図5　生存曲線

6 ハザード比

　ハザードとは，ある単位時間あたりにおける死亡確率のことで，**ハザード比**とは2群のハザードの比をいいます．つまり，一方を基準にした場合に他方が何倍の死亡確率であるかを表しており，リスク比（相対危険度）と類似しています．ハザード比は，死亡以外の例えば脳卒中の再発などのイベントの場合でも使用します．

7 コックス比例ハザードモデル

　コックス比例ハザードモデル（Cox proportional-hazards model）を用いた回帰分析のことを「**Cox回帰**」といいます．Cox回帰分析は，ロジスティック回帰分析と似たところがあります．生存率に影響を与える因子が何なのかを検討したり，生存率に有意な影響を与えると思われる説明変数を調整して比較したりすることが可能となります．ただし，ロジスティック回帰では，目的変数が"あり""なし"の2値を用い，オッズ比（相対危険度）を計算するのに対して，Cox回帰では時間を扱い，ハザード比が求められる点で違いがあります．

3 治療・予防

1 無作為化比較試験（ランダム化比較試験）

　randomized controlled trial（RCT）は，これまで「無作為化比較試験」と訳されることが多かったのですが，乱数表やコンピュータを使って，ランダムな順序を用いることから，現在は「ランダム化比較試験」と訳されるようになってきています[2]．例えば，母集団が1,000万人の患者がいるとします．この集団の性別も年齢も様々で，この特性がそのまま反映されるように「サンプル」を例えば1,000人選び出すことを無作為抽出といいます．そして，この1,000人をバランスのとれた2群に振り分けることをランダム割付けと呼びます．

　RCTとは，被験者に対してランダム割付けを用いて医学的介入（手術，薬，リハビリテーション，看護など）を行う実験群と対照群に分けて適正に評価を行う臨床試験のことをいいます．一般的には，実験群には方法よりも有益と考えられる特定の介入を行い，対照群には実験群に行った特定の介入以外はすべて実験群と同様に扱います．

2 ホーソン効果・プラセボ効果

　ホーソン効果とは，地名にちなんで命名されました．米国イリノイ州シカゴ郊外にあるホーソンという地域の工場で，作業環境が生産性にどう影響するかを測定するテストが実施されました．労働者たちの作業成果は，労働時間と賃金ではなく，周りの関心と上司の注目により大きな影響を受けるという結果が得られました．研究などにおいて，人は特別な興味と注意の対象となると，受ける介入の性状にかかわらず自分の行動を変化させさらに効果を上げようとする傾向があり，この現象をホーソン効果といいます．

　プラセボ効果とは，「偽薬効果」ともいいます．プラセボとは，本物の薬のようにみえる偽物の薬のことで，特定の有効成分が入っているように偽装したこの偽薬を患者に与えることで，本当の薬のように効果を発揮するという理論をプラセボ効果といいます．広義には「薬」以外にも，本来の治療が含まれていないのに本物の治療のごとくみせる治療手段の介入の結果，患者の症状が改善したなどの現象もプラセボ効果といいます．

3 盲検化

　研究において，2群に振り分けるランダム割付けの重要性は，無作為化比較試験（ランダム化比較試験）の項で述べましたが，治療内容を知ってしまうと，その評価にバイアスが入ります．患者がどちらの治療を受けているかに気づいた場合や研究者がどちらの治療をしているか知っている場合には，バイアスが生じるということです．このバイアスを最小限に防ぐために盲検化が行われます．盲検化は，様々な検査値の測定や評価から，主観に基づくバイアスを取り除くために行われる試験実施方法で，遮蔽化やマスク化

（masking）ともいわれています．つまり，どちらの群であるか，どちらの治療法であるかなどを，まさに目隠しすることです．

　盲検化の種類には，患者だけには知らせない**一重盲検化**（single blinding），患者と研究者の両者が知らない**二重盲検化**（double blinding），さらに結果を分析する分析者さえも知らされない**三重盲検化**（triple blinding）に分けられることが多いのですが，その定義は曖昧なところもあります[3]．盲検化は，プラセボを投与して薬物の効果を検証する臨床試験に行われることが多くなっています．手術，リハビリテーション，看護などの臨床的に重要な医療介入については，患者と研究者を盲検化することは，不可能ではありませんが，実際には難しいものとなっています．

4　一次予防・二次予防・三次予防

　一次予防とは，疾病の発生を未然に防ぐ行為で，原因を除去することでまったく病気が起こらないようにすることです．

　二次予防とは，無症状の人に対して疾病を検診等によって早期に発見し，さらに早期に治療や保健指導などの対策を行い，疾病の重症化を防ぐ対策のことです．早期発見と早期治療に分かれ，早期発見では健康診断（スクリーニング）や人間ドックが，早期治療では臨床的治療が行われます．

　三次予防とは，疾病の悪化を防ぎ，合併症を減らすための臨床活動のことで，治療の過程における保健指導，リハビリテーション，QOL（Quality of Life）への配慮，再発防止対策，社会復帰対策などがあります．

5　ラベリング効果

　ラベリング効果とは，検査や診断の結果を知ることによって患者に与える様々な心理的影響のことをいいます．例えば，スクリーニング検査の結果ですべて正常といわれると，「これから1年しっかり頑張れるぞ」などと仕事や日常生活に対する活力が増すという正のラベリング効果が起こると考えられます．一方，スクリーニング検査の結果で要精密検査と言われると反対に心理的な効果が起こると考えられます．癌のスクリーニング検査では，これが顕著となり，「自分は癌ではないか」と心配し，大変なストレスを受け，困惑することは当然予想できます．これを負のラベリング効果といいます．

4 信頼区間と メタ・アナリシス

1 信頼区間

　統計学的手法には**検定**（帰無仮説を立てP値を求めて有意差を検討する方法）と**推定**（標本から母集団の真の値を予測する方法）があります．真の値を予測する点推定は，標本はあくまで母集団の一部なので正確であるとはいいがたいため，ある一つの推定値ではなく誤差幅も**信頼区間**（Confidence interval；CI）として推定します．通常は**95％信頼区間**が用いられます．これは100回の調査研究を繰り返した場合に，母集団の推定値が95回まではこの範囲内に入ると考えられる分布幅のことで，例えば〔0.3〜1.8〕のように表記されます．信頼区間の下限値を下限信頼限界，上限値を上限信頼限界といい，信頼区間の幅が狭いほど信頼性（精度・再現性）が高くなり，広いほど低くなります．信頼区間にはいろいろありますが，リスク差などの"差"では0を含まないとき，オッズ比などの"比"では1を含まないときは，$P<0.05$と同じ意味となります（**図6**）．

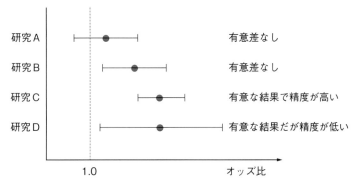

図6　信頼区間の例
──は95％信頼区間，●は推定値を表す．

2 メタ・アナリシスとシステマティック・レビュー

　メタ・アナリシスと**システマティック・レビュー**は，通常は類義語ととらえられ，同じものと考えている研究者も少なくありません．しかし，基本的にはメタ・アナリシスはシステマティック・レビューの「統計解析」にあたる部分と理解されます[4]．**コクラン共同計画**では，システマティック・レビューは**図7**のようなステップをとり[5]，メタ・アナリシスはその一部であるととらえています．

　メタ・アナリシスは，個々の研究ではデータ不足（検定力不足）のために有意な結果がでなかった場合や複数の研究で得られた効果が一致しない場合などに有用であるとされています．このような場合，メタ・アナリシスによってより精度の高い（検定力の高い）結果を得ることができるため，一般にはメタ・アナリシスは単独研究よりも信頼性が高いとされ

テーマの選定（脳卒中，外傷，妊娠など）

↓

レビューを行う目的は何か？　サブテーマの設定

↓

各サブテーマごとに代表レビュアーを選定

↓

対象として選択するRCTの適格（eligibility）条件を定める

↓

対象になりそうなRCTを収集する

↓

収集したRCTを調べ，個々の方法論の質的評価を定める
（複数レビュアーによる）

↓

適格基準に照らし，そのRCTを対象に含めるか否かを検討
（複数レビュアーによる）

↓

該当する適格なRCT全部を含む完璧なデータセットを作成

↓

統計的解析
（メタ・アナリシスなどの手法により）

↓

定型化した報告書として結果をまとめる
（Online service, CD-ROM）

図7　システマティック・レビューのステップ

ています．しかし，メタ・アナリシスだから正しいといえるものでもありません．例え
ば，問題となるものとして，公表論文は有意な結果のみが発表されるというバイアスがあ
ります．研究者がポジティブな結果が得られたときにのみ発表する「報告バイアス」や，
学会誌等の編集者が統計学的に有意な結果の得られていないものはリジェクトするといっ
た「出版バイアス」です．その他には，評価基準が統一されていないことや治療法が標準
化されていないことなどが挙げられます．メタ・アナリシスでは，バイアスの影響を極力
排除し，評価基準を統一して客観的・科学的に多数の研究結果を数量的，総括的に評価す
ることが重要となります．

本書の参考文献

1) 対馬栄輝：SPSSで学ぶ医療系データ解析．東京図書，2007．
2) 能登　洋：臨床統計はじめの一歩Q&A　統計のイロハから論文の読み方，研究のつくり方まで．羊土社，2008．
3) Robert H. Fletcher, Suzanne W. Fletcher/福井次矢（監訳）：臨床疫学　EBM実践のための必須知識　第2版．メディカル・サイエンス・インターナショナル，2006．
4) 市原清志：バイオサイエンスの統計学．南江堂，1990．
5) 丹後俊郎：メタ・アナリシス入門　エビデンスの統合をめざす統計手法．朝倉書店，2002．
6) 石村貞夫：分散分析のはなし．東京図書，1992．
7) 竹原卓真：SPSSのススメ1　2要因の分散分析をすべてカバー．北大路書房，2007．
8) 小塩真司：実践形式で学ぶSPSSとAmosによる心理・調査データ解析．東京図書，2007．
9) 柳井久江：4Stepsエクセル統計．オーエムエス出版，2001．
10) 長田　理：StatView多変量解析入門．オーエムエス出版，2001．
11) 長田　理：StatView5.0対応版　StatView-医学-統計マニュアル．真興交易医書出版部，1999．
12) 尾崎　真（編）：StatView5.0完全マスターガイド．南江堂，1999．

索　引

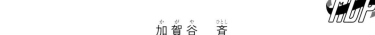

【編者略歴】

高橋仁美

1983年	専門学校社会医学技術学院理学療法学科卒業
同　年	市立秋田総合病院技師
1993年	市立秋田総合病院理学診療科主任
1997年	市立秋田総合病院リハビリテーション科主任
2002年	同副技師長
2006年	同技師長
2011年	秋田大学大学院医学系研究科医学専攻博士課程修了
2020年	国際医療福祉大学保健医療学部理学療法学科教授，同大学大学院医療福祉学研究科保健医療学専攻理学療法分野教授（兼務）
2021年	福島県立医科大学保健科学部理学療法学科教授，同大学医学部医学科リハビリテーション医学講座教授（兼務）

日本理学療法士協会専門理学療法士（内部障害，運動器），日本理学療法士協会認定理学療法士（呼吸）

加賀谷斉

1988年	東北大学医学部卒業
1994年	秋田大学大学院医学研究科博士課程修了
同　年	秋田県太平療育園
1995年	秋田大学医学部附属病院助手
1997年	市立秋田総合病院リハビリテーション科医長
2001年	同科長
2006年	藤田保健衛生大学医学部リハビリテーション医学講座助教授
2007年	同准教授
2016年	藤田保健衛生大学医学部リハビリテーション医学Ⅰ講座教授
2018年	藤田医科大学医学部リハビリテーション医学Ⅰ講座教授

日本リハビリテーション医学会専門医，日本整形外科学会専門医

今日から使える
リハビリテーションのための統計学　第2版
ISBN978-4-263-26636-6

2013年3月10日	第1版第1刷発行
2015年7月10日	第1版第4刷発行
2021年4月10日	第2版第1刷発行

編　者	高　橋　　仁　美	
	加　賀　谷　　斉	
発行者	白　石　　泰　夫	

発行所　**医歯薬出版株式会社**

〒113-8612　東京都文京区本駒込1-7-10
TEL.（03）5395-7628（編集）・7616（販売）
FAX.（03）5395-7609（編集）・8563（販売）
https://www.ishiyaku.co.jp/
郵便振替番号 00190-5-13816

乱丁，落丁の際はお取り替えいたします.　　　　　印刷・真興社／製本・愛千製本所
© Ishiyaku Publishers, Inc., 2013. 2021.　Printed in Japan

本書の複製権・翻訳権・翻案権・上映権・譲渡権・貸与権・公衆送信権（送信可能化権を含む）・口述権は，医歯薬出版（株）が保有します.
本書を無断で複製する行為（コピー，スキャン，デジタルデータ化など）は，「私的使用のための複製」などの著作権法上の限られた例外を除き禁じられています.また私的使用に該当する場合であっても，請負業者等の第三者に依頼し上記の行為を行うことは違法となります.

JCOPY ＜出版者著作権管理機構 委託出版物＞
本書をコピーやスキャン等により複製される場合は，そのつど事前に出版者著作権管理機構（電話03-5244-5088, FAX 03-5244-5089, e-mail：info@jcopy.or.jp）の許諾を得てください.